MON PROGRAMME DE FORME ET D'ENTRAÎNEMENT

Lance Armstrong
avec Chris Carmichael

MON PROGRAMME DE FORME ET D'ENTRAÎNEMENT

traduit de l'américain par
Jean-Christophe Labrunye & Patrick Merle

l'Archipel

Ce livre a été publié sous le titre
The Lance Armstrong Performance Program
par Rodale Inc., Emmaus, PA,. États-Unis, 2000.

Coordination éditoriale :
Peter Joffre Nye

Si vous souhaitez recevoir notre catalogue et être tenu au courant de nos publications, envoyez vos nom et adresse, en citant ce livre, aux Éditions de l'Archipel,
34, rue des Bourdonnais, 75001 Paris.
Et, pour le Canada, à
Édipresse Inc., 945, avenue Beaumont,
Montréal, Québec, H3N 1W3.

ISBN 2-84187-474-5

Sommaire

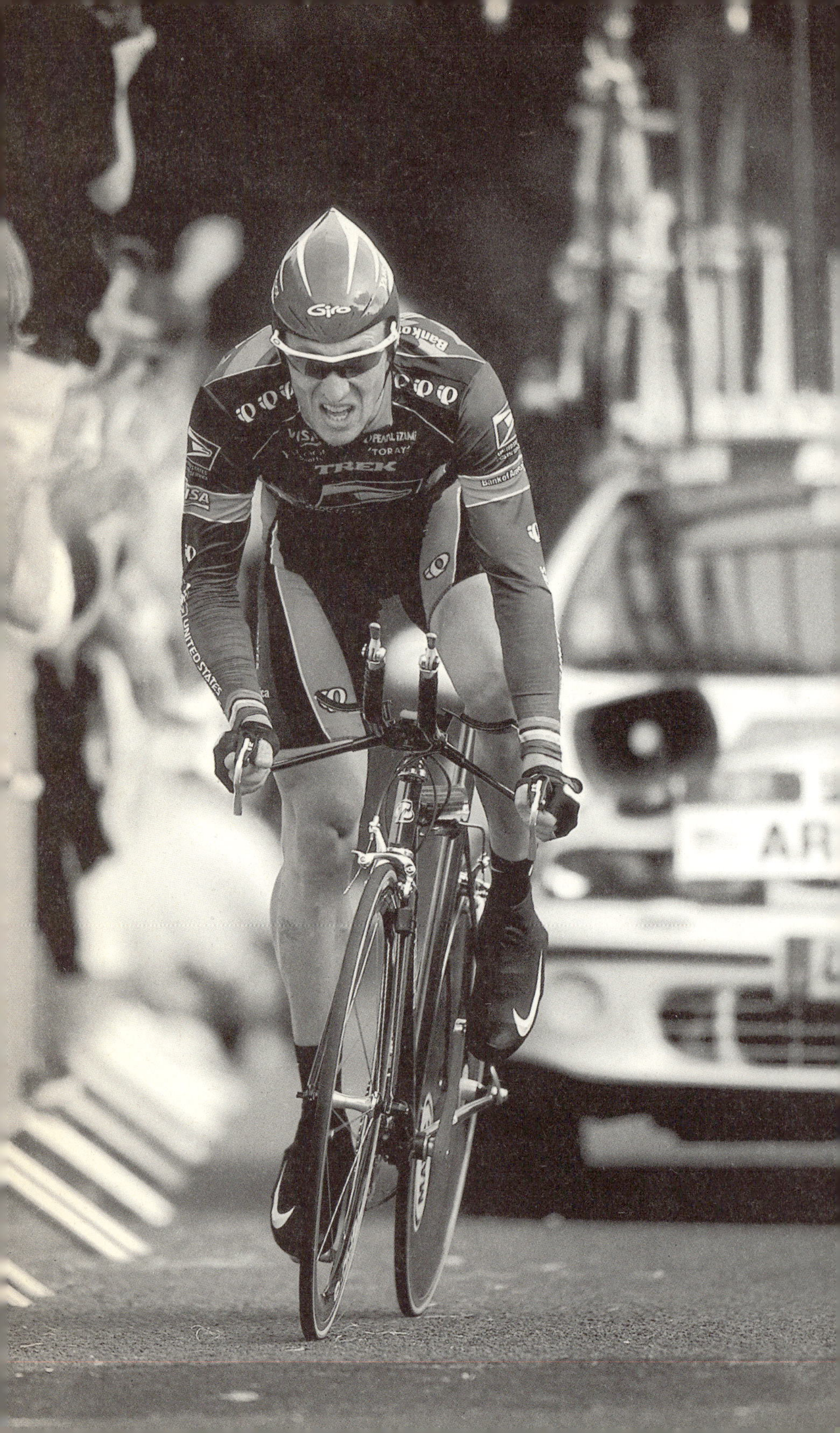
Giro
TREK

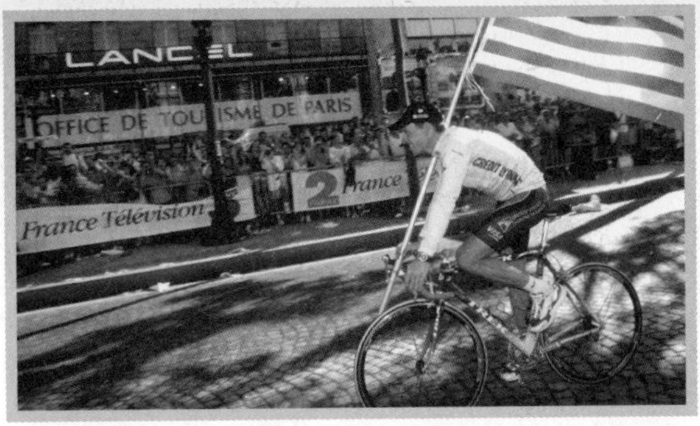

Lance effectue un tour d'honneur sur les Champs-Élysées après sa première victoire dans le Tour, en 1999.

Avant-propos

C'est dans les environs de Dallas, où j'ai grandi, qu'est née ma passion pour le cyclisme. Gamin, le vélo me permettait de m'évader pendant des heures et de découvrir des endroits nouveaux. Je me grisais de la sensation de vitesse dans les descentes. Je sentais le vent sur mon visage. Je me réjouissais de cette tension qui gagnait mes bras et mon corps lorsque j'abordais un virage à pleine vitesse. J'aimais – déjà – cette euphorie que procure une bonne séance d'entraînement. J'adorais rouler dans la campagne, le long des champs de campanules, et sentir le parfum des fleurs ou l'ozone dans l'air, juste avant une averse. Mais ce qui m'attirait le plus, c'était ce sentiment de contrôle que l'on a sur sa vitesse.

Comme tout bon Texan, je me suis essayé au football américain, mais je n'étais pas fait pour ce sport. Pendant plusieurs années, j'ai pratiqué la nage de compétition et la course à pied, à la fois sur piste et en cross-country. De là, il n'y avait plus qu'un petit pas à franchir pour disputer des épreuves de triathlon. J'ai découvert que j'aimais le cyclisme par-dessus tout et je me suis vite lancé dans des courses sur route. J'appréciais les valeurs de camaraderie et de communauté qui se dégagent lorsque l'on roule à plusieurs.

N'importe quel coureur, du simple amateur au professionnel accompli, espère remporter un jour le Tour de France. Même les cyclistes du dimanche ont des rêves. Eux aussi se voient au départ des courses les plus difficiles, comme le Paris-Roubaix.

Mon ascension vers les sommets a commencé le jour où j'ai rencontré mon futur entraîneur, Chris Carmichael, à une époque où j'avais plus d'ambition que de technique. C'est lui qui m'a aidé à concrétiser mon rêve de gagner le Tour de France. Chris, qui est un modèle de sagesse, m'a inculqué les vertus de la patience. J'ai dû apprendre les bases de l'entraînement, améliorer les fondamentaux (l'efficacité du pédalage, les changements de vitesse, le freinage...) et maîtriser les techniques spécifiques au sprint et au virage. Il faut du temps avant que tout cela ne devienne naturel. Combien de temps ? Il y a autant de réponses qu'il y a de cyclistes. En tout cas, il n'y a pas de solution miracle. Certaines publicités télévisées vous promettent monts et merveilles, avec des séances de 15 minutes seulement trois fois par semaine. En réalité, cela demande beaucoup d'investissement et de motivation. Durant les années 90, hormis l'année passée à vaincre mon cancer, je me suis entièrement consacré au vélo. Pourtant, des quatre Tours auxquels j'ai participé entre 1993 et 1996, je n'en ai terminé qu'un seul. Il m'a donc fallu, en tout et pour tout, une dizaine d'années pour sortir victorieux des trois semaines du Tour 1999.

Assez tôt dans ma carrière, les experts de la « petite reine » m'avaient collé une étiquette de spécialiste des courses d'un jour. Ils prétendaient que jamais je ne gagnerai une grande course à étapes comme le Tour. Mes victoires leur prouvent que tout est possible lorsque l'on croit en son rêve et qu'on ne baisse pas les bras. Il faut de la patience pour atteindre un objectif comme le mien. Avec du temps et de l'application, tout le monde peut s'améliorer. C'est ce que Chris m'a dit dès 1990, et il me le répète encore aujourd'hui. Il m'explique d'ailleurs que le but du programme d'entraînement n'est pas tant de gagner que de progresser.

Apprendre à m'entraîner, améliorer ma technique, c'est ce qui me permet de rouler en sécurité en prenant plus de plaisir. Ce livre, fondé sur mes expériences, aidera les coureurs pros comme les plus modestes.

J'aime toujours autant rouler sous le ciel bleu, respirer le parfum des fleurs, entendre les oiseaux et sentir le vent sur mon visage. Alors suivez-moi, enfourchez votre vélo et venez faire un tour avec moi.

Lance ARMSTRONG

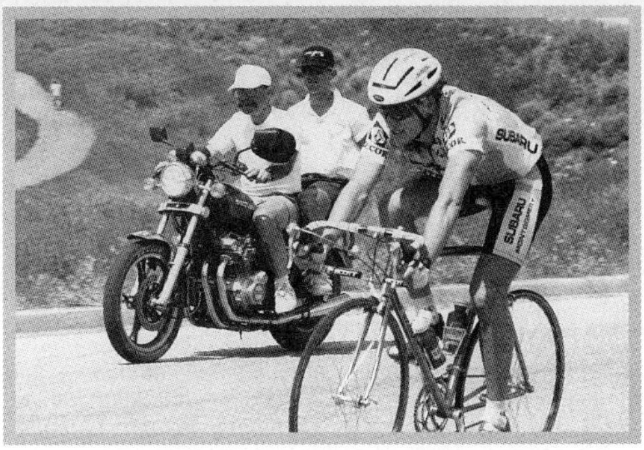

Chris Carmichael suit à moto Lance Armstrong lors du Championnat des États-Unis 1991, à Salt Lake City.

Introduction

J'ai rencontré Lance Armstrong pour la première fois en 1990, au centre d'entraînement olympique de Colorado Springs. Je venais d'être nommé entraîneur national de l'équipe masculine de course sur route à la Fédération américaine. Lance, lui, était à 17 ans un coureur ambitieux et sûr de lui. En 1989, il avait gagné sa place dans l'équipe junior après avoir amélioré le record national du contre-la-montre lors de sa victoire au Championnat américain.

Pourtant, malgré cette performance probante, et bien qu'il se soit déjà affirmé comme l'un des meilleurs triathlètes du pays en battant les as de la discipline, bien plus expérimentés que lui, Lance manquait de réelle efficacité sur son vélo. Formé à l'école du triathlon, il n'avait qu'une compréhension limitée des tactiques du cyclisme sur route et de la course en peloton, une pratique interdite dans les triathlons américains. La patience lui faisait également défaut. Ainsi, dans une course de 80 kilomètres, si un groupe se formait dès les premiers kilomètres et creusait un écart de 40 secondes, se lançait-il à sa poursuite sans réaliser que l'attente et la temporisation sont des tactiques de course à part entière. Il possédait indéniablement de la puissance et une bonne capacité de récupération, mais il lui manquait encore l'expérience nécessaire pour remporter des courses. Dans le final, les coureurs chevronnés se battaient pour rester en tête alors que Lance rétrogradait et, quand les candidats à la victoire lançaient le sprint dans les 250 derniers mètres, il ne lui restait plus qu'à les regarder partir.

Ce furent pourtant ses performances dans les triathlons qui attirèrent l'attention des entraîneurs de la Fédération américaine au printemps 1989. À leur invitation, il se rendit au centre d'entraînement olympique de Colorado Springs pour faire un essai avec plusieurs jeunes de son âge. Là, il croisa le fer avec d'autres talents de sa génération : notamment le New-Yorkais George Hincapie, son futur coéquipier à l'US Postal, Bobby Julich, natif du Colorado, qui prendrait la 3e place du Tour 1998, mais aussi Chann McCrae, un autre triathlète texan, qui se signalerait par une 5e place aux Championnats du monde 1999 de Vérone, en Italie. Tous les quatre formèrent l'équipe nationale junior.

Dans ma jeunesse, à la fin des années 70, j'ai moi-même fait partie de l'équipe nationale junior, avec des coureurs tels que Greg LeMond, triple vainqueur du Tour, Andy Hampsten, lauréat du Tour d'Italie et du Tour de Suisse, et bien d'autres champions cyclistes des années 80. Je suis ensuite passé professionnel en 1985 avec l'équipe 7-Eleven, qui a ouvert la voie en Europe aux autres équipes américaines. Après dix-sept ans d'expérience, en tant que coureur pro puis entraîneur, j'ai rejoint en 1990 la Fédération américaine pour entraîner l'équipe nationale. J'avais la double responsabilité de faire progresser les jeunes coureurs et de coordonner l'équipe masculine élite de course sur route.

La première fois que j'ai rencontré Lance à Colorado Springs, j'ai décelé en lui le même potentiel que chez LeMond. Lance, mais également les autres jeunes, étaient animés par la même quête d'excellence que

Hampsten et LeMond en leur temps. Greg fut d'ailleurs longtemps la référence pour les générations suivantes. Je sentais que Lance avait ce qu'il fallait pour atteindre son niveau.

Un entraîneur est assez fréquemment confronté à une étoile montante qui n'en fait qu'à sa tête. Heureusement pour moi, Lance n'a jamais été comme ça. Peu de temps après notre rencontre, je l'ai emmené avec les autres membres de l'équipe acheter des vêtements pour un stage de printemps en Italie. Il ne s'est pas fait prier pour suivre mes conseils sur la nécessité de s'équiper spécifiquement pour des climats plus rudes, chose qu'il n'avait jamais eu à faire dans son Texas natal. Il fut si attentif et réceptif à ce que je lui disais que j'ai très vite compris que nous développerions une relation forte.

Au cours d'un autre voyage, en Suède, Lance termina 5e d'une course ouverte aux professionnels et aux amateurs. Plus que son effort dans le final, c'est sa performance contre des jeunes coureurs, qui allaient quelques semaines plus tard prendre le départ du Tour de France, qui m'impressionna. À l'époque, j'étais conscient de son gros potentiel, mais je me demandais s'il serait capable de l'exploiter à un tel niveau.

Plus jeune, Lance avait du mal à canaliser son énergie sur le vélo. Il partait trop souvent tout seul, en début de course. Parfois, il glanait la victoire en solitaire mais, la plupart du temps, il se faisait reprendre près du but avant de se faire dépasser par le gros du peloton.

Au début de notre collaboration, j'ai veillé à affiner son sens tactique et je l'ai aidé à développer son endurance, tout en insistant sur un engagement total de sa part à l'entraînement. Il avait un potentiel et s'était fixé des objectifs ambitieux. Il ne lui fallait plus que de la concentration et de l'expérience pour les atteindre.

J'ai aussi insisté sur des points clés, tel que son comportement de leader, aussi bien sur le vélo que dans la vie de tous les jours. Les équipes modernes développent leur stratégie autour des coureurs les plus forts, et je savais qu'elles seraient attirées par les qualités de meneur de Lance. Ce sont également ces mêmes qualités qui pourraient pousser ses coéquipiers à sacrifier leur gloire personnelle pour l'aider à gagner des courses. J'ai vu de très bons coureurs professionnels littéralement tout donner pour soutenir des leaders comme Greg LeMond, et je savais que Lance pourrait inspirer cette abnégation. Il a donc appris à traiter ses coéquipiers comme autant d'individualités irremplaçables à ses yeux. Lorsque l'un d'eux se sacrifiait pour revenir sur une échappée, permettant ainsi à Lance de rester en lice pour la victoire, il ne manquait pas de le remercier personnellement, mais aussi devant le reste de l'équipe, avec laquelle il partageait toutes ses primes de victoire. Au cours de nos longues saisons, il s'arrangeait aussi pour faire gagner ses équipiers.

Prendre des initiatives dans les moments cruciaux, endosser des responsabilités supplémentaires dans l'équipe, donner le bon exemple, assumer la pression médiatique, voilà quelques passages obligés pour être un leader. L'exemple de Lance a incité ses coéquipiers à progresser au-delà de leurs attentes. Sur le vélo ou au quotidien, Lance a toujours eu un comportement irréprochable malgré la pression de la compétition ou le traitement médiatique brutal qui lui a parfois été réservé. Quand il est passé professionnel au sein de la formation Motorola, en 1992, après les J.O. de Barcelone, il a continué à affiner son leadership sous la conduite de son directeur sportif, Jim Ochowicz. Et toutes ses qualités ont rejailli lorsqu'il mena l'équipe US Postal pendant le Tour 1999.

Il a pourtant fallu du temps pour que l'alchimie se fasse entre son potentiel de coureur et ses qualités de patron. Quand je l'ai pris sous mon aile, il commettait des erreurs, comme n'importe quel novice, mais il s'arrangeait toujours pour en tirer un enseignement positif. En 1990, lors du Championnat du monde amateur d'Utsunomiya, au Japon, il avait attaqué en solitaire. Tour après tour, il augmentait son avance et, à la fin de chaque boucle, il me repérait sur le bas-côté et agitait sa main avec le pouce et l'auriculaire tendus (le symbole de l'université du Texas) pour afficher sa fierté d'être texan. Sa cavale en solitaire avait fait éclater la course et les Européens roulèrent à bloc derrière lui, provoquant ainsi une impitoyable sélection par l'arrière. Dans la deuxième partie de la course, il se fit rattraper par un groupe d'une vingtaine de coureurs et termina 11e. Jamais un Américain n'avait aussi bien figuré dans une telle épreuve depuis la 10e place de Mark Pringle en 1977, à San Cristobal au Venezuela. Mais le plus impressionnant est pourtant que Lance ait pu terminer si bien classé malgré tous ses efforts en tête de course. Il était évident qu'il disposait d'un gros moteur, comme on dit dans le jargon. S'il avait pu s'économiser un peu, il serait certainement monté sur le podium. Il lui restait beaucoup à apprendre.

Lance a toujours été ambitieux, et il s'est évertué à développer son talent pur tout en mettant en pratique ce qu'il apprenait. En 1991, il avait déjà progressé en stratégie de course et restait serein lorsque des coureurs attaquaient très tôt. Il avait aussi amélioré sa pointe de vitesse pour les sprints et était devenu plus véloce dans les côtes. La conjonction de ces différents facteurs lui permit de remporter la Settimana Bergamasca, une course de dix jours, dans le Nord de l'Italie.

Au printemps 1992, il volait littéralement sur son vélo. Il se rendit en Espagne avec l'équipe nationale et s'imposa dans deux petites courses à étapes. De retour aux États-Unis, il enchaîna par une victoire contre des pros dans le Grand Prix d'Atlanta, avant de remettre le couvert trois semaines plus tard dans la Thrift Drug Classic de Pittsburgh, en Pennsylvanie.

Attiré par ses bons résultats, Motorola lui fit alors signer son premier contrat pro. L'année suivante, en 1993, il empocha un million de dollars grâce à ses victoires dans la West Virginia Classic, la Thrift Drug Classic et le championnat des États-Unis sur route. Un mois plus tard, il remportait une étape du Tour. Enfin, le couronnement de sa saison arriva avec ce titre de Champion du monde sur route à Oslo, en Norvège. À 21 ans seulement ! Lance commençait à prendre véritablement conscience de son potentiel.

Les années passèrent, émaillées de performances du même calibre. En 1996, il entama sa saison par un printemps de folie. Il remporta La Flèche-Wallone, une semi-classique belge, avant de se classer 2e de Liège-Bastogne-Liège, une course mythique de Coupe du monde. En mai, il fit aux États-Unis un festival sur le Tour DuPont : vainqueur final et cinq victoires d'étapes. Mais, dès le mois de juin, je commençai à déceler quelques signes annonciateurs lors de nos entraînements. Déjà, après sa victoire dans le Tour DuPont, il s'était accordé une coupure de trois semaines au Texas, fait exceptionnel pour lui. Puis, lors de notre préparation du Tour de Suisse, qui eut lieu en juin, il prit plusieurs jours de récupération dès que nos séances s'intensifièrent, un fait également peu commun pour Lance. Le Tour de Suisse ne devait être qu'une rampe de lancement pour préparer le Tour de France. Pourtant il n'avait pas son allant habituel. Cette course l'avait exténué et je ne comprenais pas pourquoi. Peu de temps après, il abandonna dès la première semaine, il est vrai pluvieuse, du Tour en raison d'une infection des voies respiratoires. Il ne se présenta donc pas aux J.O. d'Atlanta dans les meilleures conditions qui soient, en tout cas pas en position de favori.

De fait, il se classa 12e de la course sur route et 6e du contre-la-montre. Un résultat satisfaisant, mais bien en deçà de son potentiel. Tout cela était étrange.

Je n'avais aucune idée à l'époque que les prémices de son cancer s'étaient manifestées dès le mois de juin sur le Tour de Suisse. Les médecins se sont aperçus plus tard qu'il avait déjà une tumeur maligne lors des J.O., fin juillet. À l'époque, j'étais encore entraîneur à la Fédération et j'avais emmené l'équipe nationale, début octobre, aux Championnats du monde de Lugano, en Suisse. C'est là que je reçus un appel téléphonique de Bill Stapleton, son agent, qui m'annonça que Lance souffrait d'un cancer des testicules. Je suis resté sans voix. Lance avait alors pris le téléphone pour me confirmer la triste nouvelle. Il ajouta qu'il allait tenir une conférence de presse pour annoncer qu'il avait un cancer, et qu'il commencerait sans plus attendre une chimiothérapie. J'étais pétrifié. Ce jour-là, j'ai raccroché le téléphone sans bien savoir quoi faire ou comment réagir. En tant qu'entraîneur, j'étais censé pouvoir améliorer certaines choses. Or, là, Lance était malade et je me sentais totalement impuissant.

Je décidai d'en parler aux membres de l'équipe américaine présents aux Mondiaux afin d'éviter qu'ils ne l'apprennent par la presse. Je les ai donc réunis pour leur annoncer que Lance allait officialiser sa maladie. Personne ne dit mot. Je me souviens être remonté dans ma chambre d'hôtel et n'avoir pas fermé l'œil de la nuit. Une question me taraudait : qu'allait-il se passer ?

Il m'est toujours difficile de repenser à la période sombre qui a suivi : les traitements, la chimiothérapie… Je souffrais de voir son corps s'affaiblir pendant qu'il luttait pour survivre. Mais, son caractère, lui, ne s'est jamais assombri. Il s'en est même trouvé renforcé.

Je pensais que les choses ne pourraient pas empirer, pourtant ce fut le cas. Comme son contrat avec Motorola expirait fin 1996, Lance s'était engagé pour deux ans, et 2,5 millions de dollars, avec l'équipe française Cofidis, qui avait aussi recruté Bobby Julich. Mais, peu de temps après avoir appris la nouvelle, les dirigeants français résilièrent son contrat... Heureusement, Lance supporta la chimiothérapie et survécut à sa maladie. En avril 1997, il eut un coup de foudre pour Kristin Richard, sa future épouse. Il m'avait dit, peu de temps après l'avoir rencontrée, qu'il souhaitait se marier avec elle. Cela m'avait fait plaisir. J'étais heureux pour lui. Il envisageait déjà une nouvelle vie, un nouveau départ après son cancer.

En septembre 1997, nous sommes tous deux allés à Anaheim, en Californie, pour un salon du vélo. C'est là-bas que Lance avait décidé d'annoncer son retour à la compétition. Mais toutes les équipes européennes que son agent avait contactées avaient renvoyé la même réponse : « Merci, mais non... » Pour elles, Lance Armstrong était un coureur fini. Je sentais qu'il avait été piqué au vif. Un an auparavant, ces mêmes équipes lui offraient toutes des ponts d'or ; aujourd'hui, elles n'en voulaient plus. Chaque coureur et chaque équipe sont en effet classés selon un système de points attribués par l'Union cycliste internationale (UCI) en fonction des résultats obtenus en compétition. Son absence de plus d'un an sur le circuit lui avait fait perdre tous ses points et Lance n'était pas en réelle mesure de négocier un contrat intéressant. Son retour au premier plan paraissait on ne peut plus improbable. Tout ce qu'il avait à « vendre », c'étaient ses bons résultats antérieurs et sa volonté de courir à nouveau. Il espérait également que sa réputation dans le milieu lui permettrait d'obtenir une deuxième chance.

L'US Postal releva le défi et accepta de lui faire signer un contrat. Lance loua une maison à Santa Barbara, au nord de Los Angeles, afin d'échapper aux pressions qu'il subissait à Austin. Jamais dans sa vie je ne l'ai vu s'entraîner autant que durant cette intersaison. Et tous ses efforts furent récompensés. Au début 1998, il se classa 15e de La Ruta del Sol en Espagne, sa meilleure performance dans cette épreuve. Malgré cela, je sentais que quelque chose n'allait pas. Deux semaines plus tard, il prit le départ du Paris-Nice et abandonna dès le deuxième jour. Il m'annonça alors qu'il souhaitait mettre un terme définitif à sa carrière.

Je décidai de réunir une cellule de crise autour de Lance, qui comprenait sa femme Kristin, Bill Stapleton, son agent, Jim Ochowicz, son directeur sportif du temps de Motorola et sa mère Linda. Tous ensemble, nous avons réussi à le convaincre de se préparer pour au moins une course supplémentaire : le Championnat national qui allait avoir lieu à Philadelphie. S'il devait arrêter la compétition, autant qu'il le fasse avec panache. Nous avons donc organisé une semaine d'entraînement à Boone, en Caroline du Nord, afin qu'il se prépare spécifiquement pour cette course. Un jour, l'entraînement se terminait par l'ascension de Beech Mountain, une côte de 8 kilomètres sur une route étroite et tortueuse. Lance était accompagné de Bob Roll, mon ancien coéquipier chez 7-Eleven. Quant à moi, je les suivais en voiture. Après 6 heures d'effort et 160 kilomètres dans les jambes, sous une pluie battante, Lance lâcha Bob Roll dès les premiers lacets de l'ascension et avala la montée finale en solitaire. Là, sur cette route où quelques années plus tôt, lors du Tour DuPont, les spectateurs avaient peint son nom en grosses lettres blanches, il grimpa comme s'il participait à une course. Je me revois encore passer la tête par la fenêtre de la voiture pour l'encourager. Au sommet, je lui avais proposé de le ramener en voiture jusqu'au chalet où nous nous étions installés, à 32 kilomètres environ. Mais sa réponse fut sans équivoque : « Donne-moi mon coupe-vent, je rentre en vélo. » À ce moment-là, je vis dans ses yeux et dans son attitude qu'il était fermement décidé à revenir à la compétition. Il savait qu'il en était capable. Le stage de Boone lui permit de se distinguer au Championnat des États-Unis de Philadelphie, où il joua un rôle majeur dans la victoire de son coéquipier George Hincapie.

De retour en Europe, il s'imposa dans la première course à laquelle il participa, le Tour du Luxembourg. Lance venait de commencer son impressionnant *come-back*. Il remonta au sommet de la hiérarchie sportive en 18 mois seulement, en remportant le Tour de France 1999, un exploit qu'un seul Américain, Greg LeMond, avait réussi avant lui… Le chemin avait été long et semé d'embûches depuis ses débuts de triathlète jusqu'à sa victoire dans l'épreuve la plus réputée au monde.

Vous vous demandez certainement comment il a pu accomplir un tel retour. Il a toujours cru en lui, voilà le point de départ. Ensuite, il a travaillé dur et a suivi un programme d'entraînement adapté, sans négliger pour autant la préparation mentale. Lorsqu'il est revenu à la compétition après son cancer, nous avons examiné dans les moindres détails tout ce qui avait marché pour lui dans le passé, que ce soit les programmes d'entraînement ou la diététique. Nous avons affiné le tout, et le résultat fut sa victoire dans le Tour 1999.

J'ai intitulé son plan d'entraînement : « 7 semaines pour réussir. » Ce programme s'est révélé efficace pour Lance, mais aussi pour d'autres cyclistes de renommée mondiale tels que George Hincapie, Bobby Julich ou Dylan Casey.

Que vous pratiquiez le vélo pour entretenir votre forme ou pour perdre du poids, que vous rouliez par plaisir ou que vous participiez à des compétitions, le plan « 7 semaines pour réussir » vous aidera à atteindre votre meilleur niveau. Vous pourrez donc bénéficier de cet entraînement, de l'approche mentale et des principes diététiques énoncés pour atteindre votre objectif : devenir un meilleur coureur.

Lance a vraiment changé depuis notre première rencontre, il y a douze ans. Il a survécu au cancer, il a créé sa propre fondation pour aider à la recherche sur cette maladie et il est devenu père de famille. Fidèle à ses principes, il s'est affirmé en tant que leader et il est désormais une source d'inspiration pour nous tous. Je suis fier d'être son entraîneur depuis plus d'une décennie.

En tant qu'entraîneur, je lui ai appris les rudiments de notre sport et, en tant qu'homme, il m'a donné des leçons de vie. Nous espérons qu'à votre tour vous pourrez bénéficier de son expérience, sportive et humaine.

Chris CARMICHAEL

1

Lance en action

En remportant une première victoire contre le cancer, puis en s'imposant dans le Tour de France en 1999, Lance Armstrong a définitivement inscrit son nom dans les annales du vélo. Il a pris place aux côtés de son compatriote Greg LeMond, premier Américain à s'être imposé sur la Grande Boucle. Greg LeMond avait lui aussi effectué un incroyable retour au premier plan en glanant deux de ses trois Tours après avoir été blessé par balle dans un accident de chasse.

L'histoire du Tour est parsemée d'exploits héroïques de ce genre. Trop souvent pourtant, le jargon technique nous fait oublier la véritable intensité dramatique qui se cache derrière ce sport vieux de plus d'un siècle.

Il est tout aussi difficile d'imaginer les innombrables heures d'entraînement nécessaires pour participer au Tour de France, et être compétitif pendant trois semaines et sur plus de 3 000 kilomètres.

Afin de vérifier certaines de leurs idées, Chris Carmichael et le docteur Ed Burke, médecin spécialiste du cyclisme, ont analysé la 9e étape du Tour 1999. Ils se sont penchés sur la stratégie de course et ont examiné à quel point les grands principes d'entraînement avaient, ce jour-là, joué un rôle capital.

L'IMPORTANCE DE LA RÉCUPÉRATION

Dimanche 11 juillet 1999, Lance Armstrong remporte le premier contre-la-montre du Tour, en couvrant les 55 kilomètres en 1 heure 8 minutes et 36 secondes. Le soir même, les coureurs prennent l'avion pour Genève, puis rejoignent Le Grand-Bornand, départ de la 9e étape.

Ce contre-la-montre avait laissé des traces dans les organismes. Lance, par exemple, avait passé plus d'une heure entre 188 et 192 pulsations par minutes (soit 10 pulsations de plus que son seuil lactique, de 178). Heureusement, les organisateurs avaient prévu une journée de repos.

L'équipe US Postal en profita, ce jour-là, pour effectuer une sortie de récupération de deux heures à allure modérée, afin de purger l'acide lactique accumulé et de renouveler le glycogène musculaire qui serait utilisé sur la 9e étape, le lendemain.

La société d'organisation du Tour de France prévoit toujours deux jours de récupération sur les trois semaines de course. Les organisateurs savent pertinemment que même les sportifs les mieux entraînés ont besoin de recharger les batteries de temps en temps.

La tension était à son maximum à la veille de cette 9e étape, la première en montagne. Le peloton allait se frotter aux redoutables sommets des Alpes. Le programme était à la hauteur de l'épreuve : un tracé de 215 kilomètres qui conduirait les coureurs du Grand-Bornand à Sestrières, en Italie, soit six cols majeurs, dont le fameux Col du Galibier, point culminant de la course – 2 642 mètres –, dont le rôle de juge de paix n'est plus à prouver.

Lors de la traditionnelle conférence de presse de la journée de repos, Lance avait déclaré qu'il ne croyait pas que cette étape lui conviendrait. Avec déjà deux victoires dans sa besace, son seul but serait, selon ses dires, de défendre son maillot jaune de manière méthodique, sans prétendre à la victoire d'étape.

METTRE DU CARBURANT DANS LE MOTEUR

Il n'en fut rien. Au lieu de défendre passivement son maillot jaune, Lance fit feu de tout bois. Son festival offensif trouva sa conclusion avec une magnifique victoire, la première d'un Américain dans une étape de montagne depuis celle d'Andy Hampsten à l'Alpe d'Huez en 1992. Mais c'est la manière avec laquelle il construisit son succès qui le propulsa dans la légende.

Le ciel était couvert en ce mardi matin et cela n'augurait rien de bon puisque le peloton devait prendre de l'altitude. Amassée sur l'artère principale du Grand-Bornand, une foule de vacanciers était venue encourager les 176 coureurs encore en lice. L'atmosphère était à la fête. L'Italien Mario Cipollini, qui avait réussi l'exploit de remporter quatre étapes consécutives, s'était rendu à la signature en toge romaine, tel un tribun, avant de poser pour les photographes.

Le peloton avait déjà 1 500 kilomètres dans les jambes et la fatigue se faisait sentir. Leader du classement général depuis sa victoire dans le contre-la-montre, Lance avait une pression supplémentaire sur les épaules. L'intérêt des médias était énorme. Il était suivi et observé, où qu'il aille. Malgré cela, il n'oublia pas cependant de se nourrir correctement pour mettre tout le carburant nécessaire dans son moteur, et pour éviter que son propre organisme ne devienne son pire ennemi.

Sur une épreuve comme le Tour, Lance et ses coéquipiers brûlent environ 7 000 calories par jour, un total bien supérieur aux 2 500 calories nécessaires pour un homme normalement constitué et en bonne santé. Or, l'organisme ne peut stocker que de 1 600 à 2 000 calories sous forme de glycogène musculaire. Pour Lance, comme pour les autres coureurs, il est donc nécessaire de prendre des provisions, hydrates de carbone et protéines, en complément des calories déjà emmagasinées.

Le début de l'étape avait été calme. Dans une longue descente vers la vallée, les coureurs, encore groupés, en avaient même profité pour compléter leur petit déjeuner copieux par une première collation. Lance avait emmené deux bidons de 1,5 litre, l'un contenant de l'eau de source et l'autre rempli d'une boisson énergétique riche en électrolytes et en hydrates de carbone. En plus des ravitaillements, les coureurs avaient aussi rempli leurs poches de maillot de barres énergétiques, de petits sandwiches, de morceaux de pommes, de figues et de bananes pour s'alimenter régulièrement.

Protéger les leaders

La première petite difficulté du jour survint après 17 kilomètres de course : 3,5 kilomètres d'ascension jusqu'au sommet du Col du Marais, un léger échauffement comparé à ce qui attendait le peloton. Richard Virenque, Alex Zülle, Abraham Olano et Lance Armstrong étaient tous placés aux avant-postes du peloton. Mais c'est leurs équipiers qui roulaient en tête pour imprimer un rythme et protéger les leaders du vent. Le tempo était tel que ceux-ci pouvaient rouler à 75 % de leur fréquence cardiaque maximale, juste en dessous de leur seuil lactique. Ils n'eurent donc aucun mal à effectuer cette ascension alors que d'autres coureurs moins prestigieux avaient déjà été lâchés par le peloton principal.

Une fois le sommet passé, la route descendait dans une charmante vallée où coulaient des ruisseaux, ce qui permit au peloton de se reposer et de se ravitailler avant d'affronter la deuxième ascension du jour, le Col de Tamié.

Les coureurs les plus forts, qui disposent d'une bonne capacité aérobie, se portèrent en tête et imprimèrent un nouveau tempo, fatal à ceux qui avaient déjà dépassé leur seuil lactique. « Une fois que vous avez été lâché, c'est fini, précise Chris Carmichael. Bien sûr, vous pouvez récupérer, mais il vous faudra 5 à 10 minutes à allure tranquille pour métaboliser l'acide lactique. Sur une épreuve comme le Tour, lorsque vous perdez 5 minutes sur le peloton, vous pouvez faire une croix sur l'étape. »

DESCENTE, PLAT, MONTÉE...

Après la descente, la route redevint plate et tout le monde se mit à rouler plus vite. Dans le petit village d'Aiton, Mario Cipollini et l'Australien Stuart O'Grady se disputèrent le premier sprint intermédiaire de la journée pour le classement du maillot vert. C'est O'Grady qui s'imposa, un fait anodin pour Lance qui avait déjà d'autres choses en tête...

Une fois le sprint passé, le peloton s'octroya un petit relâchement pour boire et manger. La course avait débuté depuis deux heures et demie lorsque l'on traversa la zone de ravitaillement de Saint-Jean-de-Maurienne. À chaque étape, les coureurs attrapent les musettes en plein vol. Les sacs en bandoulière contiennent deux bidons, des sandwiches, des barres énergétiques et des fruits. Lance, en tant que leader, reçut sa musette des mains de son coéquipier Frankie Andreu, qui l'avait récupérée pour lui.

Après trois heures de course et 125 kilomètres parcourus, le peloton se retrouva au pied du Col du Télégraphe, la première ascension majeure de l'étape. Une pluie froide s'était mise à tomber, accompagnée d'un vent glacial et violent. Andreu avait alors pris la tête d'un petit groupe qui comprenait d'autres membres de l'US Postal. Lance se cala bien à l'abri du vent. Andreu mena pendant 10 kilomètres avant de céder les rênes à George Hincapie, qui prit un relais de 3,5 kilomètres. Au sommet du Télégraphe, Lance pointait à la 12e position.

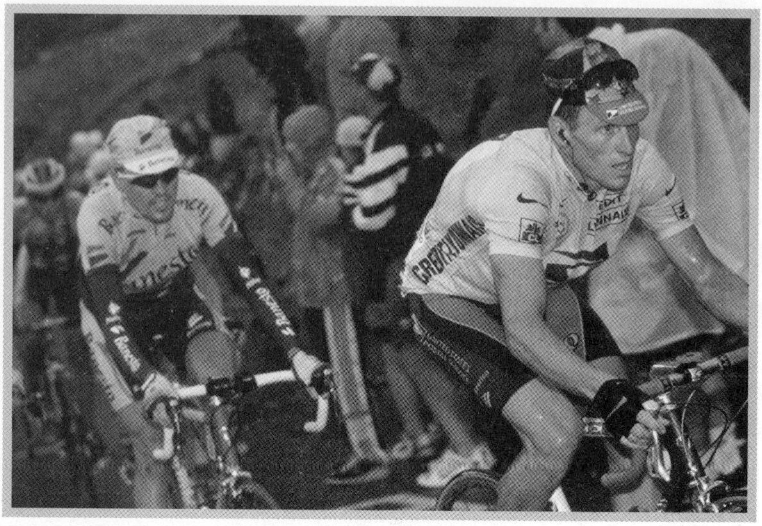

Lance, sous la pluie, lors de la 9e étape du Tour 1999.

Quand l'air se raréfie...

Au sommet du Col du Télégraphe, ils n'étaient plus qu'une douzaine de coureurs à pouvoir encore se disputer la victoire d'étape. « Lorsque vous roulez à votre seuil lactique, vous bouffez littéralement votre énergie, explique Chris Carmichael. Même si vous vous ravitaillez correctement durant toute l'étape, vous ne pouvez pas ingérer plus de 400 calories par heure en nourriture ou en boisson. Or, vous en brûlez 600 par heure. Le déficit énergétique est alors inévitable. »

Après le Télégraphe, le groupe de Lance descendit sur quelques kilomètres, laissant la pluie derrière eux. L'Espagnol Jose Arrieta, qui avait attaqué plus tôt dans la journée, possédait six minutes d'avance. Au pied du Col du Galibier, une interminable montée de 15 kilomètres, le ciel était redevenu menaçant. Cela n'augurait rien de bon pour l'homme de tête.

On était dans un vrai paysage de montagne avec de profondes vallées qui s'étirent pour faire place à des pics enneigés. Le froid, la raideur de la pente et les lacets cassaient le rythme. Le peloton était étiré et certains coureurs pointaient déjà à plus de 30 minutes des leaders. Lance était emmené par son coéquipier Kevin Livingston, suffisamment frais pour ouvrir la route à son leader jusqu'à l'arrivée. Mais le destin en décida autrement. Au sommet du Galibier, Livingston ne put éviter la chute quand la veste qu'on lui avait donnée pour la descente se prit dans sa roue avant. Lance était désormais livré à lui-même alors que son groupe n'était plus qu'à 2 minutes d'Arrieta.

LE MENTAL FAIT LA DIFFÉRENCE

Après les malheurs de Livingston, Lance se retrouva sans aucun coéquipier, seul dans un groupe où ne figuraient que des hommes forts tels que Zülle et Virenque. Le maillot jaune de Lance avait depuis longtemps viré au gris et l'Américain reconnut plus tard qu'il était frigorifié et fatigué. Mais, en observant les visages de ses rivaux, il avait dû se dire intérieurement qu'il n'était pas le seul. « L'entraînement, c'est 90 % de physique et 10 % de mental, pense le docteur Edmund Burke. La course, c'est au contraire 90 % de mental et 10 % de physique. » Lance et les autres leaders dans ce groupe de tête avaient à peu près le même talent et le même niveau de forme. L'ascension du Galibier avait mis à rude épreuve tous les aspects de l'entraînement : l'énergie dépensée sur le vélo, la capacité à rouler au-dessus de son seuil lactique, la capacité à bluffer sur son état de fatigue en gardant un visage impassible, tout en essayant de déceler la fatigue chez les autres.

La longue descente du Galibier amena les coureurs au pied de la cinquième ascension du jour, le Col de Montgenèvre. Arrieta, toujours en tête, coupa son

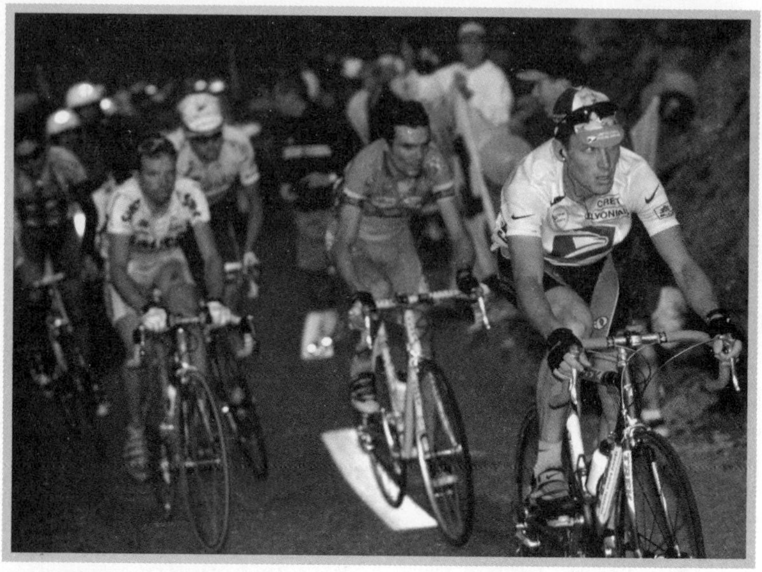

Lance assomme les autres favoris près de l'arrivée à Sestrières. Cette 9e étape fut le grand tournant du Tour 1999.

effort, et se fit reprendre par le groupe des favoris. En fait, il avait déjà parfaitement rempli sa mission. Il avait réussi à isoler Lance Armstrong en tête de course, au milieu de purs grimpeurs, et allait aussi empocher la prime de 20 000 francs attribuée au premier coureur à franchir le Galibier.

Le plafond nuageux était bas et le ciel menaçant alors que les favoris ferraillaient sur les lacets du Col de Montgenèvre, balayés par un vent glacial. Cette difficulté franchie, il ne restait plus que trente minutes de course. L'Italien Ivan Gotti et l'Espagnol Fernando Escartin choisirent ce moment précis pour attaquer. Un coureur moins motivé se serait certainement contenté d'une 3e ou 4e place, sachant qu'il aurait pu conserver son avance au classement général, mais Lance, contrairement à ce qu'il avait annoncé, n'était pas dans cet état d'esprit. Il profita de l'occasion pour contre-attaquer, et reprit rapidement les deux hommes de tête. Voyant qu'il était en train de rater le coche, Zülle fit l'effort pour rejoindre les trois hommes alors que Richard Virenque avait abdiqué.

C'est précisément lorsque Zülle reprit le groupe des trois que Lance planta une dernière banderille, fatale. « Je me suis rendu compte que, si je laissais à Zülle le temps de se reposer, il pourrait me battre, expliqua-t-il plus tard. Alors j'ai décidé de repartir dès qu'il nous eut rejoints. » Zülle, qui raconterait après coup qu'il pensait avoir assuré la gagne, avait l'air d'avoir reçu une gifle. Il ne pouvait tout simplement pas suivre Lance dans cette ascension.

Après qu'il eut creusé un écart suffisant, la voiture de son directeur sportif se porta à sa hauteur. Tout sourire, Lance se pencha vers Johan Bruyneel et dit : « Qu'est-ce que tu penses de ça ? »

Concentration et technique

Pour simplifier le propos, prenons comme postulat de départ que Zülle, Escartin et Gotti ont la même capacité aérobie que Lance. Que se passe-t-il physiologiquement pour qu'un coureur prenne le dessus sur les autres ? « Lorsque Lance roule à 82 % de sa VO_2 max[1] et qu'il monte à 87 %, il commence à taper dans son seuil lactique, explique Chris Carmichael. Si les trois autres veulent le suivre, il doivent aller plus haut pour combler la différence. Ce faisant, ils passent en anaérobie et se retrouvent largement au-dessus de leur seuil lactique. Leurs muscles produisent de l'acide lactique en grande quantité et c'est là que se pose la question du seuil de tolérance à la douleur. Qui a la force mentale pour endurer le plus ? »

---

1. Consommation maximale d'oxygène d'un athlète, ou capacité aérobie maximale.

Lance avait aussi une meilleure technique pour grimper, et ce facteur s'avéra déterminant. À l'époque, il avait choisi d'y aller à l'économie, en restant sur sa selle pour préserver ses réserves énergétiques. Les quatre hommes de tête ont tous roulé à peu près à 20 km/h dans la montée vers Sestrières, mais Lance était le plus fluide. Sur un petit développement avec une bonne cadence, il était resté assis sur sa selle, les mains légèrement posées sur le guidon. Les trois autres grimpaient en danseuse en tirant sur le guidon, leurs corps se balançant d'un côté et de l'autre, utilisant ainsi plus d'énergie. Lance grimpait comme un vététiste, les fesses sur la selle à allure régulière, en économisant son énergie.

Le coup de grâce

Après 5 heures et demie sur le vélo à dépenser de l'énergie et à se déshydrater, la fatigue avait commencé à le gagner. Pourtant, les mois d'entraînement intense avaient conditionné son organisme à maximiser la combustion des graisses et à minimiser la consommation d'hydrates de carbone lorsqu'il se trouvait juste en dessous de son seuil lactique. Mais ce furent la nourriture et les boissons ingurgitées au début de l'étape, additionnés aux réserves qu'il avait dans le foie et les muscles, qui firent la différence. Dans son oreillette, Lance entendit la voix de son directeur sportif Johan Bruyneel lui annoncer qu'il avait creusé un écart. Il étudia alors son rythme cardiaque et en remit une couche en s'apercevant qu'il n'était toujours pas à son maximum. La route devenait moins pentue et Lance passa sur le grand plateau, provoquant ses adversaires. Il se mit en danseuse et accéléra pour faire passer l'écart à 12 secondes. À la banderole des 5 kilomètres, son avantage était désormais de 30 secondes.

À 3 kilomètres de l'arrivée, il comptait 34 secondes d'avance sur Alex Zülle, qui jetait toutes ses forces dans la bataille. Un kilomètre plus loin, le Texan était confortablement installé en tête, avec 43 secondes d'avance. Il paraissait invincible. Soudain, pourtant, il coinça quelque peu et se rendit compte qu'il n'avait plus d'énergie. Zülle était en chasse, la bouche grande ouverte, en quête d'air, debout sur les pédales pour essayer de limiter la casse. Gotti et Escartin n'avaient pas pu le suivre et devraient se contenter des 3e et 4e places. Sur la ligne d'arrivée, Lance conserva cependant un avantage de 31 secondes sur Zülle, en accélérant même sur la fin. Lance était déjà en train de répondre aux interviews lorsque l'Espagnol Manuel Beltran passa la ligne en 5e position, avec 2'30" de retard.

L'ENTRAÎNEMENT PORTE SES FRUITS

Les experts et les journalistes présents sur le Tour cette année-là ont tous été surpris par la performance

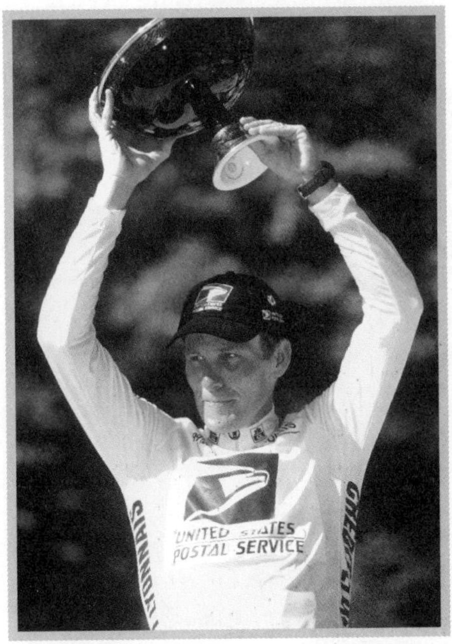

Lance Armstrong est sacré vainqueur du Tour 1999.

de Lance, par sa démonstration de puissance et son habileté tactique. Chris et lui n'y virent pourtant que la juste récompense des mois de labeur à développer sa VO_2 max, à augmenter sa capacité aérobie et élever son seuil lactique pour rouler en dépensant moins d'énergie.

À son image, Lance resta très modeste lorsqu'on lui demanda de commenter sa bataille gagnée contre tous les meilleurs grimpeurs. « Tout le monde se demandait ce que je ferais dans les ascensions, expliqua-t-il. Voilà une première réponse... J'avais de bonnes jambes aujourd'hui et j'espère que cela va durer. »

Le Tour 2001

Les mois de juillet se suivent et se ressemblent. Lance Armstrong a remporté en 2001 son troisième Tour de France consécutif. Et, s'il a construit sa victoire dans cette 88e édition de manière plus au moins identique

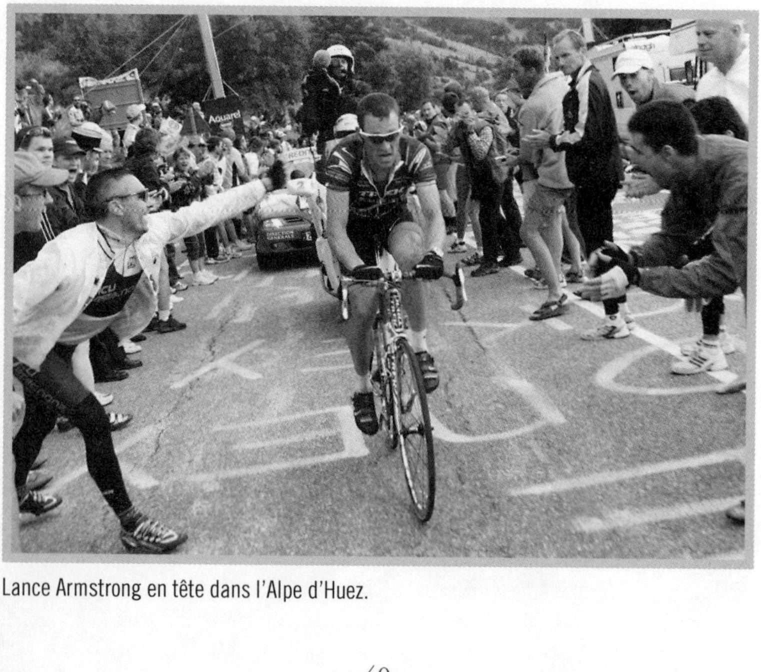

Lance Armstrong en tête dans l'Alpe d'Huez.

aux précédentes, son exploit n'en demeure pas moins impressionnant.

Comme en 1999 et en 2000, Lance s'est contenté de rouler prudemment durant la première semaine avant d'attaquer dans les ascensions et de laisser ses adversaires impuissants.

Cette année-là, Lance se révéla très gourmand en remportant trois des cinq étapes de montagne, ainsi que le dernier contre-la-montre pour définitivement asseoir sa domination.

Son triplé, il le doit pour beaucoup à sa passion et à la rigueur de sa préparation, deux facteurs déjà prédominants lors de ses deux précédents succès.

Pour ce qui est de son entraînement, c'est Chris Carmichael qui résume le mieux la situation : « Vous savez, il n'y a pas de secret, avoue-t-il. Il se prépare toujours à 100 %. » En 2001, il continua ainsi de travailler les ascensions pour augmenter sa capacité aérobie.

L'étape décisive de ce Tour de France fut à n'en pas douter la 10e, disputée entre Aix-les-Bains et le sommet de l'Alpe d'Huez, un col hors catégorie de légende[1].

Ce jour-là, l'équipe allemande Deutsche Telekom avait imposé un train d'enfer au peloton pour favoriser son leader Jan Ullrich. Armstrong était resté en queue de groupe, grimaçant dans chacune des ascensions. Les consultants cyclistes, les commentateurs de télévision, tout le monde se demandait si Lance n'était pas dans un jour sans. Mais, arrivé au pied de l'Alpe, Lance s'était placé en tête du peloton. Il s'était mis en danseuse, avait longuement regardé Ullrich dans les yeux avant de placer une attaque imparable. Il avait immédiatement

---

1. Si vous aimez le Tour de France, ses étapes de légende et ses champions d'exception, lisez sans plus attendre *Le Grand Braquet*, un recueil de Jean-Noël Blanc publié aux éditions de l'Archipel.

creusé un écart de 1'30" et avait remporté l'étape avec une avance de plus de 2 minutes. Il avait alors sauté de la 24e à la 4e place au général.

« J'ai simplement tenté un coup de poker, avait-il expliqué à l'arrivée, un sourire en coin. Je savais que, si je bluffais, les Telekom allaient imposer un rythme plus élevé. » Cette stratégie avait fonctionné. Mais, pour Chris Carmichael, ce n'était pas l'unique explication de son succès. « Il avait un avantage certain sur ses adversaires, car il a une cadence plus élevée », s'était-il empressé d'ajouter à la fin de l'étape.

Non seulement Lance avait une meilleure technique dans les ascensions, mais il était, depuis son cancer, beaucoup plus léger. Si l'on ose ainsi une comparaison avec le milieu automobile, il roulait désormais avec un moteur plus performant et un châssis plus léger. Chris estime aujourd'hui que si Lance avait pesé 77 kilos, comme à ses débuts, il aurait perdu environ 3 minutes dans l'ascension de l'Alpe d'Huez. Dans cette étape, Lance n'a jamais été en anaérobie, il a roulé à une cadence très élevée, certes, mais a ajusté sa vitesse sur son seuil aérobie. « Il avait encore des forces quand il est arrivé au sommet », ajoute Chris.

Trois jours après cet exploit, Lance s'était définitivement emparé du maillot jaune. Et, pour la troisième fois depuis 1999, il allait le garder sur les épaules jusqu'à l'arrivée à Paris.

« Je n'ai jamais été aussi fort, avait-il confié sur les Champs-Élysées. J'ai été plus fort encore que lors de mes deux premières victoires et je ne suis pas complètement à plat. » Comment fait-il pour continuer à dominer ses adversaires de manière aussi insolente ? Sa réponse est simple : « Ce n'est pas un don, avoue-t-il. Venez me voir à l'entraînement et vous verrez à quoi je ressemble. Je ne suis pas beau à voir. » Son entraînement est la clef de son succès. Il passe d'interminables heures sur son vélo à souffrir pour quelques secondes de bonheur sur le podium, à Paris.

Quel que soit votre niveau, il n'y a pas de formule magique. Vous établissez un bon plan d'entraînement, vous vous mettez en selle et vous roulez.

À partir de ce moment, il n'y a plus de limites. Rien ne doit vous retenir.

LE TOUR 2002

Le 28 juillet 2002, Lance Armstrong est arrivé sur les Champs-Élysées pour la quatrième fois d'affilée en vainqueur du Tour. Une image restera gravée dans les esprits : celle d'un chevalier tout de jaune vêtu emmené par un formidable train bleu. Une fois encore, le triomphe du Texan est apparu facile.

Il dégaina une première fois en remportant le prologue de deux petites secondes devant Laurent Jalabert.

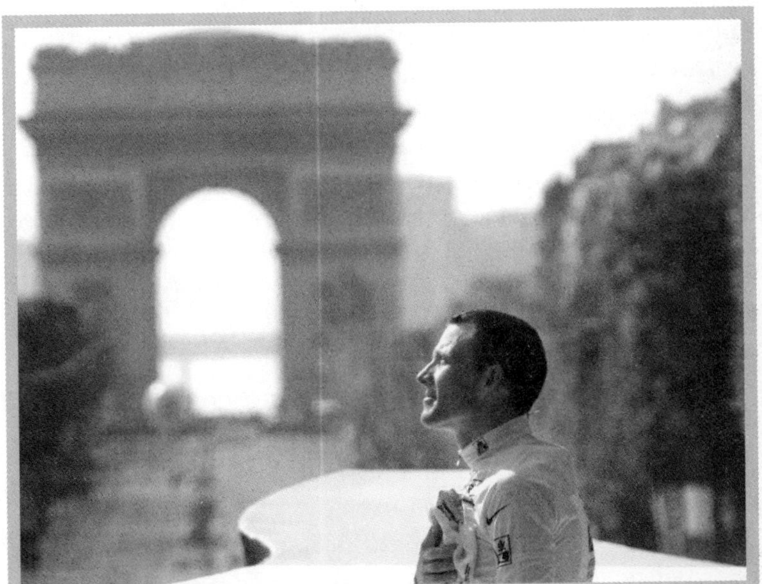

Un autre triomphe pour Lance Armstrong.

Par la suite, flanqué derrière ses compères de l'US Postal, il attendit sagement la montagne pour mettre tout le monde d'accord.

Mais le chemin avait été semé d'embûches. À commencer par sa défaite dans le contre-la-montre de 52 kilomètres (9e étape) face au Colombien Santiago Botero. Habituellement imbattable dans ce genre d'exercice, il s'était fait souffler la victoire pour 11 petites secondes par un Botero survolté. Chris Carmichael en fut le premier surpris : « Sa puissance maximale était la même que les années précédentes, mais son rythme cardiaque était plus bas de 8 pulsations. Il n'était pas dans un grand jour. »

Lance, lui-même, eut du mal à expliquer cette contre-performance toute relative. « Ces dernières années, je me suis souvent dit : "Là, je vais vraiment vite." Aujourd'hui, je n'avais pas les mêmes sensations. Enfin, ce n'est pas si grave… » Effectivement, cette méforme passagère n'eut rien de dramatique. De plus, son équipe se mit au diapason et l'entoura du premier au dernier jour, ce qui n'avait pas été toujours le cas les années précédentes. Deux jours après ce petit incident de parcours, le train bleu se mit en action lors de la 11e étape et écrasa la concurrence dès le premier rendez-vous des Pyrénées. Dans l'ascension finale vers La Mongie, Lance partit seul et remporta l'étape avec 7 secondes sur l'Espagnol Beloki, son rival le plus dangereux pour la victoire finale. En prime, il endossa le maillot jaune qu'il avait perdu au lendemain du prologue.

Le jour suivant, il en remit une couche, faisant taire les doutes sur l'identité du vainqueur du Tour. Une fois de plus, les « facteurs » de l'US Postal avaient fait un travail énorme tout au long des 199,5 kilomètres et des cinq cols de cette étape dantesque. Dans l'ultime ascension, les Espagnols Rubiera et Heras avaient mis Armstrong sur orbite. Plus personne ne l'avait alors revu. « C'est un peu comme si vous essayiez de suivre une fusée, avait déclaré Beloki en parlant du Texan. Jamais, je n'aurais pu le suivre à cette vitesse. » Ni lui, ni personne d'ailleurs.

À l'heure des comptes, l'homme qui a vaincu le cancer devançait son dauphin Beloki de 7 minutes et 17 secondes pour une quatrième victoire d'affilée. Et ne se retrouve-t-il pas aujourd'hui en position d'accrocher un cinquième succès consécutif, un exploit que seul l'Espagnol Miguel Indurain a accompli au début des années 90 ?

Voilà bien la marque d'un champion d'exception.

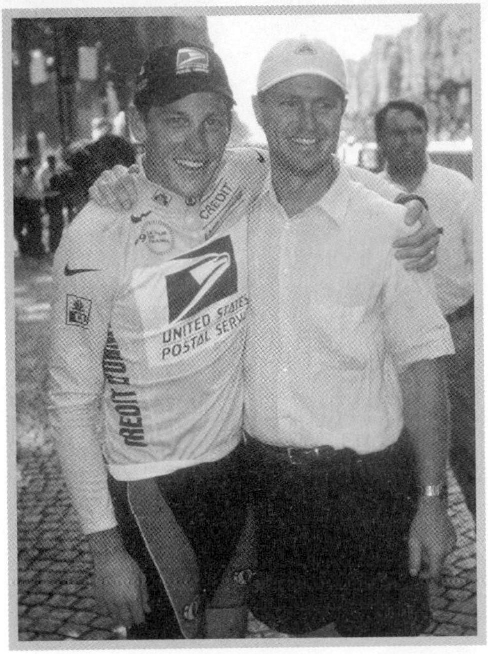

Prendre le bon départ

I

2

L'appel du vélo

C'est en octobre 1971, quelques jours après avoir soufflé ses onze bougies, que Chris Carmichael participa à sa première course cycliste. C'était un critérium long de 1,6 kilomètre, organisé près de chez lui, dans la banlieue de Miami. Il se classa troisième et reçut une coupe qu'il s'empressa de montrer à ses parents. Voilà l'origine de sa passion pour le vélo.

Chris Carmichael se distingua plus tard en étant sélectionné dans l'équipe junior américaine de 1978. Il y retrouva un certain Greg LeMond, originaire de Reno, dans le Nevada, dont le talent extraordinaire avait déjà ébloui la plupart des observateurs.

C'est à l'âge de 17 ans que Chris Carmichael comprit que le cyclisme serait toute sa vie. Ses parents, tous deux médecins, souhaitaient le voir poursuivre ses études à l'université, mais lui préféra se rendre en Belgique, en Suisse et en Italie, où il pourrait affronter les meilleurs coureurs mondiaux.

Après avoir représenté les États-Unis aux Jeux olympiques de 1984, il signa un contrat avec l'équipe 7-Eleven, dirigée par Jim Ochowicz. Cette équipe, sans grandes prétentions, avait tout de même l'intention de faire parler d'elle dans le peloton européen.

Après seulement deux saisons en Europe, il avait atteint son meilleur niveau. Mais, un accident de ski, survenu en décembre 1996, le coupa net dans son élan. Victime d'une fracture de la jambe droite, il suivit alors une longue période de rééducation. Sa ténacité naturelle le poussa à reprendre la compétition et, après un début timide, il goûta de nouveau à la victoire en 1987, chez lui, aux États-Unis. En 1988, de retour en Europe, il réalisa cependant qu'il ne retrouverait pas son niveau d'antan. Il étudia donc la manière dont les courses se gagnent et affina son sens tactique.

C'est à cette période qu'il décida de franchir le pas. En 1990, il fut nommé entraîneur dc l'équipc nationalc masculine par la Fédération américaine de cyclisme.

Rouleurs nés

Lance Armstrong jouait encore dans les bacs à sable de Plano, en banlieue de Dallas, à l'époque où Chris Carmichael brandissait ses premiers trophées. Armstrong n'a pas suivi le même parcours que son entraîneur. Pour lui, le vélo était plutôt un moyen de transport, qu'il utilisait pour couvrir les 16 kilomètres aller-retour séparant sa maison de la piscine. Il adorait déjà l'entraînement, et surtout ce bien-être qui suit

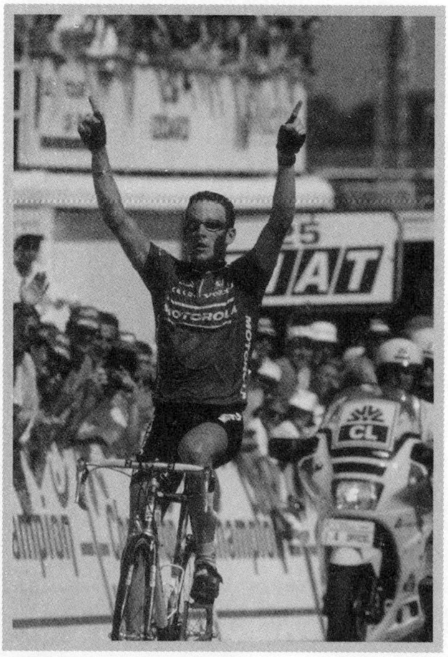

Le 21 juillet 1995, Lance Armstrong, alors membre de l'équipe Motorola, remporte la 18e étape du Tour. Il dédie sa victoire à son coéquipier Fabio Casartelli, décédé trois jours plus tôt dans la descente du Portet-d'Aspet.

l'effort intense. Au lycée, il prit part aux championnats de cross-country et de course sur piste avant de se lancer avec passion dans le triathlon, un sport encore récent dans les années 80 aux États-Unis.

Cette discipline réunissait ses trois activités préférées, la natation, le cyclisme et la course à pied. Lance prit rapidement goût à la victoire dans ce sport. Plus il gagnait, plus il se jetait à corps perdu dans l'entraînement. Sa mère, Linda, l'encourageait à exploiter au maximum ses capacités athlétiques. Son talent, sa confiance inébranlable ainsi que le soutien de sa mère lui permirent de disputer des épreuves de San Diego aux Bermudes.

À la même époque, Greg LeMond avait prouvé que le cyclisme n'était plus la chasse gardée des Européens. Son titre de champion du monde sur route en 1983 n'eut pas de grosses retombées médiatiques, mais son succès dans le Tour 1986 fit sensation. Jusqu'à son doublé en 1989 et 1990, qui propulsa le cyclisme sur le devant de la scène aux États-Unis. LeMond était devenu un modèle pour les jeunes espoirs américains.

En 1989, à la fin de ses années lycée, Armstrong s'était fait un nom dans le monde du triathlon, et ses performances en contre-la-montre n'étaient pas passées inaperçues. La Fédération américaine l'invita donc à Colorado Springs pour le tester, afin de l'intégrer dans l'équipe nationale junior. Le jeune Texan fut à la hauteur et gagna sa sélection.

Comme Chris Carmichael dix ans plus tôt, il décida donc de se consacrer au cyclisme au lieu d'aller à l'université. Il dut, en revanche, travailler davantage ses qualités de coureur pour profiter de sa puissance et de son endurance. Chris Carmichael, arrivé à la Fédération en 1990, supervisa son développement. C'est en 1993 que Lance accomplit ses premiers exploits significatifs sur un vélo. Cette année-là, il remporta le Championnat national à Philadelphie, une étape du Tour à Verdun et, surtout, le titre convoité de champion du monde sur route à Oslo, en Norvège.

En octobre 1996, atteint d'un cancer des testicules, il annonça à la presse son retrait de la compétition. Il subit rapidement trois interventions chirurgicales, puis endura près de dix semaines de chimiothérapie. Malgré sa grande faiblesse et son désir d'arrêter sa carrière, il trouva la force intérieure pour effectuer un retour à la compétition. Il réalisa alors qu'il n'avait jamais perdu son amour pour le cyclisme. Épaulé par son entraîneur Chris Carmichael, il adopta une nouvelle approche de l'entraînement et de la compétition.

Quelques tours de pédales pour aider à lutter contre le cancer

Armstrong fonda La Course des Roses alors qu'il était encore convalescent. Cette cyclosportive se déroule chaque année, depuis 1998, au mois d'avril à Austin, Texas, où réside le champion américain.

Armstrong ne manque pour rien au monde cet événement. Il effectue un aller-retour depuis l'Europe pour parrainer ce week-end qui permet de récolter des fonds destinés à la recherche contre le cancer.

Les festivités commencent généralement le vendredi soir par un dîner et une vente aux enchères, en présence de personnalités sportives. Ainsi, les anciens vainqueurs du Tour Miguel Indurain, Eddy Merckx ou Greg LeMond sont-ils déjà venus plusieurs fois. Les champions olympiques Eric Heiden et Bonnie Blair ont également fait le déplacement lors d'une précédente édition.

Le samedi, la Fédération américaine organise des compétitions pour les meilleurs coureurs nationaux. Enfin, le dimanche s'achève en apothéose avec La Course des Roses, qui permet de financer des programmes de recherche pour lutter contre le cancer.

Pour en savoir plus

• Fédération française de cyclisme
www.ffc.fr

bât. Jean Monnet
5, rue de Rome
93561 Rosny-sous-Bois

tél. : 01 49 35 69 00
fax : 01 49 35 69 61

• Fédération cycliste Wallonie-Bruxelles
www.kbwb-rlvb.be

Avenue du Globe, n° 49
1190 Bruxelles

tél. : 0497/584656

• Fédération cycliste suisse
www.swiss-cycling.ch

Haus des Sportes
Laubeggstrasse
Postfach 232
3000 Bern 32

tél. : 031 359 72 33
fax : 031 359 72 39

• Fédération québécoise des sports cyclistes
www.fqsc.net

4545, avenue Pierre de Coubertin, Montréal
Québec, Canada H1V 3R2

tél. : (514) 252 3071

Le programme de performance de Lance Armstrong

Le programme conçu par Chris Carmichael et affiné avec Lance Armstrong a permis au champion américain de gagner le Tour en 1999. Cette victoire est considérée par beaucoup comme l'un des *come-back* les plus étonnants de l'histoire du sport. Tout au long des trois semaines de compétition, et avant l'apothéose finale, Armstrong n'a pas seulement tenu les spectateurs en haleine, il a également roulé avec panache, remportant tous les contre-la-montre ainsi qu'une étape de montagne.

Sa performance, unanimement applaudie, projeta Chris Carmichael sous le feu des projecteurs. En effet, malgré son départ de la Fédération américaine en 1997, il avait décidé de continuer à entraîner le coureur texan.

Profitant de l'élan, Carmichael créa en 1999 sa propre entreprise, Carmichael Training System. Son intention était d'offrir un entraînement personnalisé à Lance Armstrong ainsi qu'à d'autres champions, mais aussi à des coureurs plus modestes qui cherchent à s'améliorer.

Le succès dans les sports d'endurance, tels que le cyclisme, dépend pour beaucoup de la capacité aérobie de l'athlète. C'est pourquoi Chris Carmichael s'est toujours attelé à améliorer le seuil maximal de Lance.

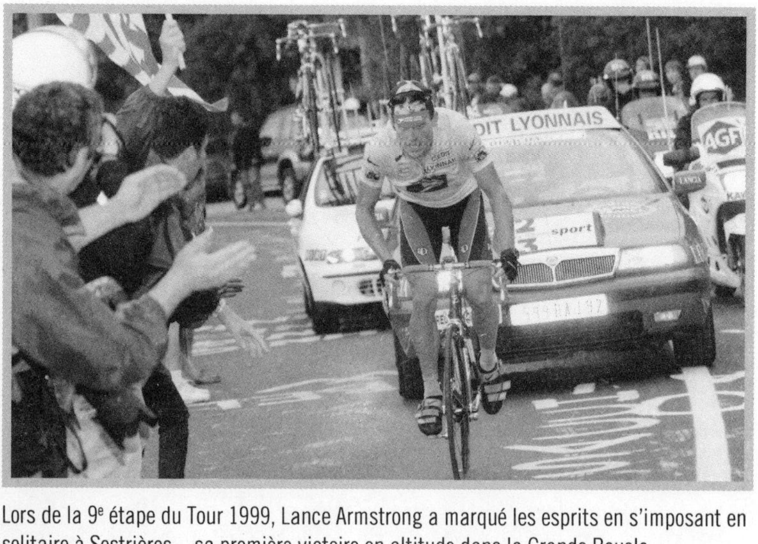

Lors de la 9e étape du Tour 1999, Lance Armstrong a marqué les esprits en s'imposant en solitaire à Sestrières – sa première victoire en altitude dans la Grande Boucle.

Le programme de Carmichael permet à un athlète bien entraîné d'atteindre son meilleur niveau après seulement sept semaines d'entraînement. Ce plan se fonde sur l'optimisation des qualités physiques et de l'aptitude mentale. Carmichael est en effet persuadé que le physique n'est pas la seule clé de la réussite. La confiance ainsi que la motivation contribuent tout autant à la victoire.

Seul un programme qui allie exercices athlétiques et préparation mentale peut permettre d'atteindre son meilleur niveau. Cette règle vaut pour les athlètes accomplis mais également pour ceux qui souhaitent simplement s'améliorer.

3

Le matériel

Avant de commencer l'entraînement, il vous faudra choisir avec soin un matériel de qualité, adapté à votre morphologie, à votre niveau et à votre budget.

Le cadre

La diversité des matériaux utilisés pour les cadres des vélos constitue le changement majeur intervenu entre l'époque de Chris et celle de Lance. Si quelques coureurs privilégient toujours l'option traditionnelle, en acier, la plupart d'entre eux, à l'image de Lance, sont passés à la fibre de carbone.

Fibre de carbone

Lance a besoin d'un cadre rigide et léger, qui soit cependant capable d'absorber les aspérités de la route pour que les six heures par jour passées sur la selle soient le plus confortable possible. Il a trouvé ce qu'il cherchait en adoptant un cadre en fibre de carbone. Ce matériau est aussi utilisé sur les avions de chasse, les boucliers antichaleur des navettes spatiales et la coque des Formule 1. Le cadre du vélo de Lance est fabriqué en série par Trek. Il pèse 1,1 kilo et la fourche, elle aussi en fibre de carbone, dépasse à peine

500 grammes. Prêt à rouler, le vélo de Lance est un poids plume de 7,7 kilos.

La fibre de carbone permet de conserver la légèreté sans sacrifier la raideur et la force pour absorber les vibrations, raison pour laquelle la plupart des fabricants haut de gamme de cadres ont également généralisé la fibre de carbone à toutes les fourches. Ce matériau a la propriété intéressante d'être plus rigide latéralement que verticalement. Et, contrairement à l'aluminium, le cadre ne fléchit pas sous l'effet d'un pédalage puissant et conserve sa capacité à absorber les aspérités de la route.

Pour : La fibre de carbone est quatre fois plus résistante que l'acier, elle est aussi antirouille.

Contre : Les cadres en fibre de carbone sont parmi les plus chers du marché et sont très difficiles à réparer. Cependant, Trek vend tous ses cadres avec une garantie à vie.

Titane

Le titane est lui aussi issu des technologies utilisées dans l'aéronautique et l'aérospatiale.

Pour : Le titane absorbe les chocs et garantit un bon confort. Léger et rigide, il est aussi antirouille.

Contre : Les cadres en titane sont les plus chers du marché. Ils sont également difficiles à réparer.

Acier

Les cadres en acier amélioré, comme les Reynolds 831, les Columbus et les Dedaccai, sont bien plus légers et résistants que les anciens. Les nouvelles techniques d'assemblage, avec les tubes coniques ou de forme ovale composés d'alliages (scandium, vanadium), ont amélioré la force de traction des cadres tout en réduisant leur poids à moins de 1,4 kilo. Si bien que les cadres en acier haut de gamme sont à peine plus lourds que ceux en titane ou en fibre de carbone.

Pour: Avec leurs accessoires chromés et leurs enveloppes en émail, les cadres en acier sont comme des bijoux de grande valeur. Ils sont fabriqués pour durer, presque aussi longtemps que ceux en titane et en fibre de carbone. Faciles d'entretien, ils garantissent un bon confort.

Contre: L'acier rouille et il faut traiter son cadre avec des sprays ou des solutions antirouille. Les cadres en acier les moins chers sont les plus lourds du marché.

Aluminium

Les cadres en aluminium sont généralement considérés comme le meilleur compromis. À la fin des années 90, nombreuses furent les équipes professionnelles qui décidèrent d'adopter l'aluminium.

Pour: L'aluminium est plutôt bon marché, léger, rigide, et antirouille.

Contre: L'alu n'absorbe pas les chocs aussi bien que l'acier, le titane ou la fibre de carbone et n'est pas aussi résistant. La durée de vie d'un cadre n'est que de cinq ans et il est difficile à réparer.

Les bonnes cotes

Lorsque vous achetez un vélo, demandez au vendeur de s'assurer qu'il soit parfaitement adapté à votre morphologie. Il faut pour cela prendre en compte la longueur de vos bras, l'écartement de vos épaules, la hauteur de votre torse, la longueur de vos jambes ainsi que votre pointure. Ces mensurations permettent de déterminer la taille du cadre, mais aussi celle du guidon, de la potence et des pédales, afin que votre vélo soit facile à manœuvrer et le plus confortable possible.

Effectuez une courte sortie pour tester votre nouveau vélo. Essayez les freins, faites des virages et sensibilisez-vous aux particularités de la machine. Les vitesses doivent passer en douceur et sans bruit. N'hésitez pas à retourner au magasin si tous les réglages ne vous semblent pas parfaits.

Les composants

Une fois le cadre choisi, encore faut-il « l'habiller » en choisissant les composants adéquats.

Les manettes de freins et de dérailleur intégrées

Lance a rejoint l'équipe nationale au moment où les manettes de dérailleur commençaient à être intégrées au guidon, avec les manettes de freins. Il pouvait désormais garder les deux mains sur le guidon tout en changeant les vitesses. En descente, ce système permet de freiner et de passer les vitesses dans les virages, tout en utilisant toujours le bon braquet.

Bruce Galloway, directeur du marketing chez Shimano, qui a est à l'origine du système de manettes de dérailleur et de freins intégrées, explique que l'idée qui prédominait derrière cette évolution était d'améliorer le contrôle du vélo : « Ce système a rendu le cyclisme plus sûr et permet des changements de vitesses plus faciles et plus rapides. »

Le guidon

Dans les années 90, les fabricants ont beaucoup travaillé sur l'ergonomie des guidons. Ils ont conçu un guidon aux courbures moins prononcées, ce qui permet aux coureurs de poser les mains plus confortablement et de fait facilite l'accès aux manettes de freins et de dérailleur. Il y a des produits sur le marché qui vous permettent de modifier votre guidon standard en guidon ergonomique, sous la forme d'une petite pièce que l'on place sous le ruban adhésif. Aussi élaboré que puisse être ce nouveau guidon, Lance a toujours préféré le guidon courbé traditionnel qu'il juge plus confortable.

Jeux de direction

Les jeux de direction traditionnels sont reliés au cadre par un ou deux contre-écrous à l'endroit où la douille de direction située à l'extrémité de la fourche s'encastre dans le cadre. Attention à ne pas trop serrer les contre-écrous car cela pourrait bloquer le guidon. À la fin des années 90, on a vu arriver de nouveaux jeux de direction venus du VTT, avec des contre-écrous plus légers et plus faciles à ajuster. Ce sont ces mêmes fabricants de VTT qui ont popularisé le jeu de direction sans filetage. Les différents éléments coulissent sur la fourche au lieu d'être vissés à la douille de direction. Lance, qui est en général assez traditionnel sur les composants de son vélo, a néanmoins décidé d'adopter un jeu de direction sans filetage en 2000.

La selle

La forme de la selle est bien plus importante pour le confort que la quantité de gel ou de rembourrage en mousse. C'est au milieu des années 90 que les selles ont subi de profondes évolutions dans le design, dont voici quelques exemples.

- Des arrières de selle plus évasés pour réduire la pression exercée sur les zones sensibles et soulager les lombaires.
- Des selles évidées au centre en réponse à ceux qui se plaignaient de douleurs à l'entrejambe.
- Des rainures en forme de Y sur la surface de la selle, pour mieux s'adapter à l'anatomie du coureur.

- Un rembourrage en gel de forme ovale sur la longueur de la selle pour plus de douceur.

La forme des selles ou le rembourrage dépendront ensuite des choix et des préférences de chacun. Lance, comme la plupart des autres pros, utilise une selle de course peu rembourrée, car son poids est toujours parfaitement réparti entre la selle, le guidon et les pédales.

Les pédales et les chaussures

Lance est entré dans l'histoire du Tour, en 1999, quand il battit le record de vitesse pour cette épreuve, parcourant les 3 750 kilomètres à plus de 42 km/h de moyenne. L'avènement de la pédale automatique permet en partie d'expliquer cette performance. Grâce à ce système, Lance, au même titre que les autres coureurs, peut exploiter pleinement la puissance de ses jambes. Un peu comme sur une fixation de ski, la semelle est attachée à la pédale par une cale qui maintient la chaussure en place, bien qu'on puisse la détacher d'un simple mouvement de cheville.

De nos jours, la quasi-totalité du peloton professionnel est passée aux pédales automatiques. Ce fut d'ailleurs un réel progrès par rapport au système traditionnel à cale-pieds et à sangles. Les pédales ont un rôle majeur dans l'équilibre global du coureur sur sa machine, et tout particulièrement dans les descentes et les virages. Le seul inconvénient du système automatique est qu'il est difficile de marcher avec ces petites cales sous la semelle.

Lance a toujours préféré les pédales de taille moyenne aux petites pour conserver une base solide sous son pied. Il apprécie aussi les pédales automatiques qui laissent un peu de « jeu » aux pieds pour pouvoir bouger les genoux et se relaxer les jambes.

Selon Sandy Nichols, directrice marketing chez un fabricant de chaussures de vélo aux États-Unis, « les pédales automatiques ont changé radicalement les chaussures, car leur qualité s'est considérablement améliorée. Contrairement aux anciennes chaussures, ce nouveau modèle possède une ouverture plus étroite qui facilite le maintien du pied lors du pédalage ».

Les chaussures pour pédales automatiques peuvent avoir des semelles en Nylon ou en fibre de carbone, ces dernières étant les plus chères. Lorsqu'elles sont neuves, il n'y a pas de différence de rigidité entre ces deux types de semelles, mais, à l'usure, c'est la fibre de carbone qui garde la meilleure rigidité alors que le Nylon a tendance à s'assouplir.

Les Velcro et les fermetures Éclair ont remplacé les lacets depuis le début des années 90, car ils présentent le grand avantage de pouvoir être ajustés tout en roulant. En combinant deux straps avec Velcro et une fermeture Éclair, le pied sera parfaitement maintenu. Attention toutefois au Velcro qui s'use après quelques années, mais, en général, c'est aussi le moment de changer de chaussures.

Les accessoires

Votre vélo est enfin prêt à rouler. N'oubliez cependant pas ces accessoires qui vous apporteront confort et sécurité.

Le casque

À quelques rares exceptions près, Lance porte un casque dès qu'il est sur un vélo. Sur certaines étapes de montagne du Tour, il préfère toutefois être tête nue pour rester le plus frais possible. Les casques rigides comme celui de Lance sont devenus populaires pour plusieurs raisons. Tout d'abord, ils sont légers, ils possèdent des prises d'air pour l'aération, ils offrent une bonne protection et leur prix reste raisonnable.

Ces casques sont en polystyrène expansé, un dérivé un peu plus rigide que celui utilisé pour les glacières de pique-nique. Les tests ont prouvé que, lors d'une chute, le polystyrène expansé va s'étendre sur la zone de l'impact pour adoucir le choc.

Vous devez absolument essayer le casque avant de l'acheter, afin de vérifier s'il vous convient. C'est en réglant les sangles que vous saurez s'il est parfaitement ajusté à votre tête. Prenez soin d'examiner la boucle qui se trouve au niveau du menton, qui doit pouvoir s'attacher et se détacher en un seul geste. Demandez à un ami de tirer doucement d'avant en arrière sur votre casque, et, si celui-ci reste ancré sur votre crâne, il y a toutes les chances pour qu'il vous protège en cas de chute.

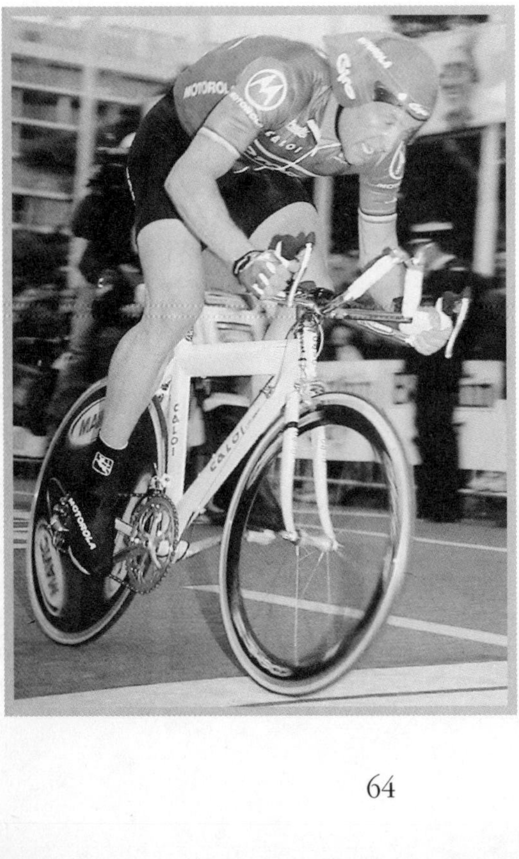

Lance Armstrong porte un casque profilé lors d'un contre-la-montre sous les couleurs de Motorola.

Le conseil de L'ENTRAÎNEUR

Vous en avez marre au cours de vos sorties de pomper pour regonfler vos pneus ? Les cartouches de CO_2 feront le boulot en 5 minutes. Elles sont suffisamment petites et légères pour tenir dans une poche de maillot. Le gros avantage, c'est bien sûr la rapidité, mais attention car, si l'adaptateur de la cartouche ne correspond pas tout à fait à la valve, le gaz fuira. Vous n'aurez pas de deuxième chance avec une cartouche de gaz et c'est pourquoi il est plus prudent d'en emmener deux ou trois.

Attention à ne pas mettre le casque en contact avec des sources de chaleur, car ceux à coque rigide sont susceptibles de fondre ou de se déformer. Pour le laver, utilisez du savon et de l'eau.

Compteurs et cardiofréquencemètres

Les compteurs sur le guidon et les cardiofréquencemètres sont des instruments essentiels pour Lance car ils lui fournissent des données précises. Le compteur vous donnera votre vitesse instantanée, votre vitesse moyenne depuis le début de la sortie, mais aussi la distance parcourue. Pour ce qui est du cardiofréquencemètre, il indique l'intensité de l'effort. Lance a toujours considéré que ces deux éléments étaient indispensables à son entraînement.

Les pompes

Depuis ses débuts en triathlon, Lance a toujours eu deux sortes de pompes : les pompes à pied, qui restent dans le garage et que l'on utilise pour gonfler les pneus avant d'aller rouler, et les pompes que l'on fixe sur le cadre, indispensables lors de vos sorties.

Pour les pompes à pied, il faut choisir celles qui fournissent le plus gros volume d'air par pression. Vérifiez que le fabricant propose une garantie la plus longue possible. Les pompes que vous prendrez sur le vélo peuvent être de différentes tailles : de la grande pompe de la longueur du tube supérieur à la mini que l'on peut mettre dans sa poche.

Les pompes pour vélos de course ont un cylindre étroit pour pouvoir gonfler les pneus sous haute pression. Au contraire, les pompes pour VTT sont un peu plus larges, car les pneus ont besoin de moins de pression.

La bonneterie et les vêtements

Les fabricants utilisent les dernières trouvailles technologiques pour proposer des vêtements plus légers, plus pratiques et moins épais que ceux en laine ou en coton. Les tissus haute performance utilisés pour les maillots, les cuissards ou les gants sont également plus confortables. Les T-shirts en coton sont parfaits pour les après-midi d'été, mais Lance n'en porterait jamais en course. Même lorsqu'on le rentre dans le cuissard, le T-shirt en coton se gonfle comme une voile et offre de la résistance. De plus, le coton possède la double propriété d'absorber l'humidité et de la conserver. A contrario, des tissus comme le Lycra permettent d'évacuer l'humidité du corps, de sorte que le vêtement reste plus sec.

Les maillots

Les maillots possèdent deux choix de fermetures Éclair : 10 ou 35 centimètres. Lance préfère les fermetures Éclair de 35 centimètres car il peut ouvrir son maillot en grand pour se rafraîchir un peu lorsqu'il grimpe. La plupart des maillots ont trois poches arrière où l'on peut mettre pêle-mêle son portefeuille, ses clés et son casse-croûte.

Les cuissards

À l'époque où Chris courait, la mode était au traditionnel cuissard noir en laine qui a fait le bonheur de générations de coureurs. Mais, depuis que les tissus haute performance sont arrivés sur le marché, au début des années 80, personne ne les regrette.

Les cuissards sont faits pour être portés sans sous-vêtements, avec un fond doux qui ne se retrousse pas sur la selle comme le feraient les shorts de course traditionnels. Certains cuissards ont désormais des fonds antimicrobiens pour réduire le risque de plaies à l'entrejambe.

Les cuissards en Lycra sont parfaits pour l'utilisation qu'en fait Lance, mais ils risquent de ne pas plaire à tout le monde car ils ne cachent pas grand-chose de l'anatomie. C'est pourquoi certains fabricants ont développé des modèles de shorts plus bouffants, très populaires chez les adeptes du VTT.

Les gants

Lance veut des gants qui soient rembourrés au niveau des paumes, car il s'en sert souvent pour essuyer ses pneus lorsqu'il vient de rouler sur du gravier ou sur des petits bouts de verre. Pour les contre-la-montre, il utilise des gants plus fins en Lycra, qui lui permettent d'être plus aérodynamique.

Si vous roulez occasionnellement, il est plus judicieux d'opter pour des gants plus épais qui absorbent mieux les vibrations de la route.

Les vestes de pluie

Il est impossible de prévoir les soubresauts de la météo, aussi est-il essentiel que vous emportiez, lors de vos longues sorties, votre veste de pluie. Ce type de vêtement, qui vous protégera du vent et de la pluie, est généralement en Nylon ou en Goretex, imperméable et si compact qu'il peut tenir dans l'une de vos poches arrière.

LES HOME-TRAINERS

Le home-trainer est le meilleur ami du cycliste motivé et consciencieux. Lance lui a trouvé de multiples utilisations : s'entraîner lorsque le temps est mauvais, corriger sa position sur le vélo et s'échauffer avant une course. Lance utilise toujours son home-trainer avant un contre-la-montre. Cela lui permet de contrôler son environnement et de se concentrer pleinement sur son échauffement.

La plupart des home-trainers possèdent cinq niveaux de résistance magnétique. Quand vous vous déciderez à en acheter un, vous devrez veiller à ce que la structure en métal qui supporte le vélo soit solide – plus l'appareil est cher, plus elle l'est – et à ce que la roue arrière de votre vélo s'adapte au home-trainer. La plupart sont conçus pour des diamètres de roue allant de 610 à 720 millimètres.

4

Maintenance et réparation du vélo

Un vélo de course est une véritable merveille technologique. Mais, comme toute machine, il faut l'entretenir régulièrement.

Un vélo neuf doit être révisé une première fois, environ un mois après l'achat – la plupart des magasins effectuent ce contrôle gratuitement. Les composants de votre vélo sont en effet prévus pour durer, ils doivent simplement être réglés en fonction de votre morphologie. Sous l'effet de votre poids, les rayons peuvent prendre du jeu et les roues sont susceptibles de se voiler. Le câble du dérailleur s'étend et rend les changements de vitesses plus difficiles. Être aux petits soins pour sa « petite reine » compte énormément.

Avant et après chaque sortie

Il est essentiel de prendre le temps de vérifier votre matériel avant et après chacune de vos sorties. Vous décèlerez ainsi les problèmes avant qu'ils ne prennent trop d'importance. Cette saine précaution vous évitera de dépenser de l'argent inutilement et, surtout, réduira le risque d'accident. Une telle vérification ne doit pas vous prendre plus de 15 minutes. Si vous nettoyez régulièrement votre vélo, 5 minutes peuvent même suffire.

Les roues et les pneus

Assurez-vous que vos pneus sont en bon état, qu'ils ne sont pas usés au point de laisser voir la chambre à air au travers du pneu. Vérifiez que la chambre n'est pas pincée sur les côtés, sinon replacez-la immédiatement afin d'éviter la crevaison. Si, tout comme Lance, vous utilisez des boyaux, faites attention à ce que les pneus soient bien collés aux jantes. Dernière précaution, serrez bien vos roues puis centrez-les parfaitement par rapport à votre cadre.

Les freins

Appuyez sur les poignées de freins afin de vérifier leur sensibilité (elles ne doivent pas venir toucher le guidon). L'usure des câbles ainsi que celle des patins affecte la pression sur les poignées. Des patins de freins usés doivent être immédiatement remplacés. Vérifiez que les patins s'ajustent parfaitement à l'avant et à l'arrière. Au moindre choc, ils peuvent parfois glisser et venir frotter contre vos pneus. Les câbles de freins doivent être bien tendus. N'hésitez pas à les huiler à la moindre résistance au toucher.

Le cadre

Assurez-vous que le guidon est bien centré par rapport à la fourche. Prenez la roue avant entre vos jambes et ajustez votre cintre si nécessaire. La potence doit parfois être resserrée.

La selle

Soulevez la selle pour voir si elle est bien attachée au tube. Une vérification mensuelle des boulons de la selle est recommandée.

Écrous, boulons et autres maillons

Commencez par vous assurer que la chaîne est correctement huilée afin qu'aucun maillon ne saute. Vérifiez les écrous et boulons de votre compteur, de votre porte-bidon et de votre porte-bagages, si vous êtes un cyclosportif. Secouez votre machine et soyez attentif au moindre bruit suspect, souvent synonyme de problème.

Lorsque vous revenez d'une sortie, prenez quelques minutes pour appliquer ces quelques conseils :

- Nettoyez vos pneus, vos jantes et les rayons.
- Nettoyez les pignons et la chaîne.
- Essuyez votre selle si elle est mouillée.
- Essuyez également votre chaîne si elle est humide puis huilez-la légèrement. Si elle est boueuse, utilisez du dissolvant.

Le kit de réparation

Afin de parer à toute éventualité lors de vos sorties, il est conseillé de vous munir d'un kit de réparation, qui doit inclure au minimum :

- Une chambre à air de rechange.
- Un kit anticrevaison : de la colle – vérifiez que cette dernière n'est pas sèche –, des rustines de différentes tailles, du papier émeri.
- Des démonte-pneus.
- Un lot d'outils.
- Une pompe.
- Un bout de fil de fer (efficace pour réparer des éléments cassés).
- Un peu de monnaie en cas d'urgence.
- Des papiers d'identité (reportez ces mêmes informations à l'intérieur de votre casque).

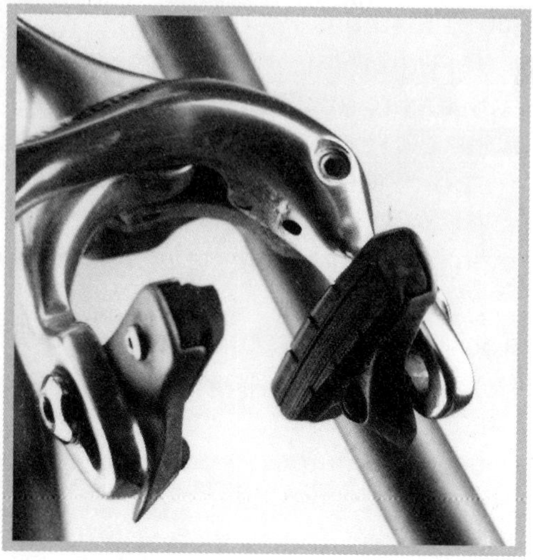

Le positionnement idéal des patins de freins avant.

L'ENTRETIEN CLASSIQUE

Afin de maintenir votre vélo en bon état, répétez les étapes suivantes au moins une fois par mois, voire plus souvent si vous roulez plus de quatre fois par semaine.

- Essuyez votre vélo à l'aide d'un chiffon humide.
- Nettoyez la chaîne avec un spray dissolvant et un chiffon.
- N'oubliez pas de la remplacer tous les 6 000 kilomètres. Une chaîne usée saute plus facilement, surtout lorsque vous êtes en danseuse.
- Vérifiez que le cadre n'a pas de craquelure, notamment au niveau des jointures. Si vous en trouvez une, amenez votre machine chez un spécialiste.
- Vérifiez les jantes. Si elles sont en mauvais état, remplacez-les le plus rapidement possible.
- Huilez les dérailleurs avant et arrière.
- Huilez les câbles et poignées de freins.
- Vérifiez que tous les boulons sont bien serrés.
- Contrôlez la pression si vous avez une fourche à suspension.
- Nettoyez l'intérieur de votre fourche et pensez à la huiler si elle est à suspension.
- Vérifiez vos patins de freins, remplacez-les si vous jugez qu'ils sont trop usés.

Le conseil de L'ENTRAÎNEUR

Placez vos outils dans une vieille chaussette en coton avant de les ranger dans votre sacoche. Votre chambre à air est ainsi protégée, vos outils ne risquent pas d'être pleins de graisse et vous disposerez d'un tissu pour vous essuyer les mains après une réparation de fortune.

- Nettoyez les patins et les jantes avec de l'alcool.
- Vérifiez que vos rayons sont bien tendus. Ajustez-les si nécessaire.
- Contrôlez les câbles et les poignées de freins.
- Huilez les ressorts si vous possédez des pédales automatiques.

LE NETTOYAGE DU VÉLO

L'aspect esthétique n'est pas l'unique intérêt d'avoir un vélo propre. Vous roulerez mieux, vous vous entraînerez mieux et vous le garderez plus longtemps. Un nettoyage fréquent permet aussi de détecter les défauts de fabrication et certains problèmes avant qu'il ne soit trop tard pour les résoudre. C'est pour ça que le mécanicien de Lance nettoie son vélo après toutes ses sorties. Si vous roulez 5 à 7 fois par semaine, nettoyez-le tous les 15 jours. Si vous roulez moins régulièrement, contentez-vous de le laver une fois par mois.

Pour le nettoyage, vous devez avoir sous la main un tuyau d'arrosage, deux seaux, un petit récipient, des éponges, des chiffons, des brosses de tailles variées, du détergent, du papier émeri et du dissolvant. Identifiez vos brosses afin de pouvoir séparer celles qui ont servi à nettoyer les endroits graisseux. Posséder un établi est utile pour y poser le vélo, une fois les roues détachées du cadre.

Voici maintenant les étapes à suivre pour nettoyer votre machine :

1. Placez le vélo sur l'établi et détachez les roues.
2. Remplissez vos seaux d'eau. Ajoutez du détergent dans l'un et un mélange de détergent et de dissolvant dans l'autre. Le premier servira à nettoyer le vélo, l'autre à astiquer les parties graisseuses.
3. Installez votre nettoyeur de chaîne. Si vous n'en avez pas et que vous voulez nettoyer votre chaîne sans l'enlever, vaporisez une petite dose de dissolvant sur la chaîne et les dérailleurs. Tournez plusieurs fois le pédalier et laissez agir. (Pensez toujours à vaporiser de haut en bas, ou inversement, mais jamais de droite à gauche. Évitez de pulvériser du dissolvant sur les pédales automatiques ou les pignons. Cela enlèverait la graisse et faciliterait l'apparition de la rouille.) Sinon, enlevez la chaîne puis plongez-la dans du dissolvant.
4. Ensuite, servez-vous d'une brosse à poils durs humidifiée avec du détergent. Plongez souvent la brosse dans le seau pour un nettoyage plus efficace de la chaîne.
5. Frottez les dérailleurs et les pignons de la même manière.
6. Nettoyez le reste de votre vélo avec une éponge imbibée de détergent. Une petite brosse, assez étroite, peut s'avérer utile pour atteindre certaines parties.

Le conseil de L'ENTRAÎNEUR

Saupoudrez votre chambre à air de talc et mettez-la dans un sac en plastique puis dans votre sacoche. Il sera plus facile de l'insérer dans le pneu en cas de crevaison.

7. Placez la roue arrière sur votre seau de détergent et astiquez-la. Faites attention à ne pas asperger de liquide les jantes ou les pneus.

8. Nettoyez les jantes, les rayons et les pneus à l'aide d'une éponge.

9. Rincez. Laissez l'eau couler sur votre cadre et sur vos roues.

10. Essuyez votre bicyclette avec des chiffons. Utilisez des chiffons différents pour le cadre, les roues et le pédalier.

11. Enlevez toutes les impuretés fixées aux jantes avec du papier émeri.

12. Appliquez de la cire sur toutes les parties peintes ou en chrome.

13. Huilez votre dérailleur et vos câbles avec un spray auquel vous aurez ajouté une tige en plastique. Essuyez dès que ça coule. N'oubliez pas la chaîne si vous ne l'aviez pas enlevée auparavant.

14. Réassemblez votre vélo. Finissez de nettoyer votre chaîne si vous l'aviez plongée dans du détergent. Essuyez-la et graissez-la bien avant de la remettre sur le vélo.

La réparation d'un pneu crevé

La majorité des cyclistes ont des pneus classiques, bon marché et faciles d'entretien. Voici un petit guide pour vous aider à réparer une crevaison en dix minutes :

1. Arrêtez-vous dès que vous avez crevé. Poussez ou portez votre vélo jusqu'à un endroit sûr. Enlevez la roue et attelez-vous à la tâche. Avant d'enlever la chambre, pensez à faire une petite marque à l'endroit de la crevaison. Cela vous sera utile plus tard si vous veniez à avoir d'autres problèmes.
2. S'il reste de l'air dans la chambre, videz-la en appuyant sur la valve. Assurez-vous que vos démonte-pneus ne sont pas trop coupants. Il existe aujourd'hui des modèles en plastique disponibles dans de nombreux magasins de sport.
3. Lorsqu'un côté du pneu est enlevé, il est plus facile de dégager la chambre à air. Soulevez délicatement la valve puis ôtez la chambre.

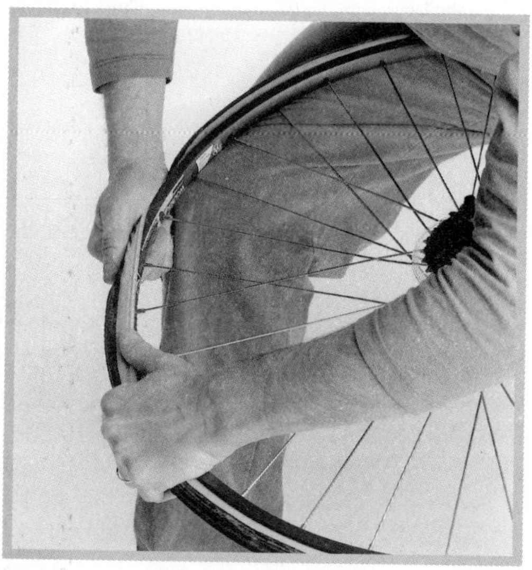

Remettez la dernière partie de votre pneu dans la jante à l'aide d'un robuste coup de poignet.

4. Retirez l'ensemble du pneu et posez-le par terre. Nettoyez l'intérieur du pneu pour qu'il soit bien propre et que ne subsiste aucun corps étranger susceptible de provoquer une deuxième crevaison.

5. Insufflez de l'air dans la chambre afin de localiser le trou. Le bruit devrait vous aider à le trouver. Beaucoup de coureurs mettent la chambre dans de l'eau pour repérer les bulles.

6. Si vous n'arrivez pas à localiser la crevaison, vérifiez la valve. Il arrive assez fréquemment qu'une chambre dans un pneu peu gonflé bouge légèrement ce qui provoque une coupure à ce niveau. Si votre valve est coupée voire abîmée, remplacez la chambre à air immédiatement.

7. Étendez la chambre puis brossez-la au niveau du trou à l'aide du papier-émeri pour enlever toutes les impuretés. Époussetez le reste à la main.

8. Appliquez la colle sur une zone un peu plus grande que celle touchée par la crevaison. Assurez-vous qu'il n'y a pas de résidu de colle, cela éviterait une bonne réparation. Patientez environ 5 minutes.

9. Prenez une rustine (plus grande que le trou) et appliquez-la sur la colle.

10. Appuyez très fort pour empêcher la formation de bulles d'air. Gonflez ensuite légèrement la chambre à air pour qu'elle reprenne sa forme.

11. Remettez un côté de votre pneu dans la jante et replacez votre chambre à air à l'intérieur du pneu. Positionnez la valve de la chambre à air dans le trou.

12. Une fois la chambre bien en place, videz-la complètement afin de replacer la deuxième partie du

pneu dans la jante. Il est toujours plus facile de commencer cette étape du côté opposé de la valve. Certains pneus très étroits rendent la tâche très difficile, compte tenu de la largeur de la chambre. Si vous rencontrez quelque difficulté, retirez le pneu de la jante et placez le côté de la valve en premier. Il n'est pas conseillé d'utiliser vos démonte-pneus pour remettre le pneu en place, vous risqueriez de pincer la chambre. Faites-le plutôt manuellement.

13. La dernière partie du pneu est très délicate à remettre en place. Prenez le pneu fermement et, d'un bon coup de poignet, essayez de le mettre à l'intérieur de la jante (voir photo, page 76). Si cette technique ne vous semble pas idéale, vous pouvez remettre le pneu petit à petit. Une fois que le pneu est bien remis, vérifiez une dernière fois que votre chambre n'est pas pincée. Si tout vous paraît en place, vous pouvez regonfler. La pression adéquate est souvent précisée sur le pneu.

5

La position sur le vélo

Lorsqu'un coureur cherche sa position idéale sur un vélo, le confort doit être sa priorité absolue. Lance l'a bien compris, même en étant aérodynamique, on ne peut prendre du plaisir et se donner au maximum que si l'on est confortablement installé.

La position de Lance a énormément évolué depuis 1990, date à laquelle il est passé du triathlon au vélo sur route. Votre position va également changer lorsque vous gagnerez en confiance, en puissance et en souplesse et que vous peaufinerez votre technique.

La position idéale dépend de quatre facteurs :

- le confort
- la biomécanique
- la conduite du vélo
- l'aérodynamisme

Ces facteurs constituent un équilibre dynamique. Lorsque Chris est devenu membre de la Fédération américaine de cyclisme, il s'est aperçu que Lance pouvait être un élément clef du contre-la-montre par équipe de 100 kilomètres des Jeux olympiques de Barcelone de 1992. Un simple coup d'œil à sa position lui a cependant suffi pour comprendre que des changements radicaux étaient au préalable nécessaires. Lance se penchait trop en avant sur son vélo pour profiter au mieux de sa puissance. Il utilisait un guidon de triathlète qui était trop avancé, au lieu d'un guidon de contre-la-montre classique, qui s'étend vers le haut. Il avait également une barre d'appui de guidon trop basse et une selle beaucoup trop élevée. Sa position inclinée le compressait sur son cadre. Il se voûtait et offrait de fait une résistance plus importante au vent.

Grâce aux conseils avisés de Chris, Lance commença à adopter une position plus classique. Il échangea son guidon de triathlète contre un guidon standard. Chris repoussa la selle afin que sa force soit idéalement répartie et qu'il puisse utiliser au mieux ses cuisses, ses fessiers, ses mollets ainsi que ses lombaires. Il éleva également son guidon de quelques centimètres et abaissa sa selle. Toutes ces modifications permirent d'aplanir son dos et donc de trouver une position plus aérodynamique.

Eddy Merckx, le champion légendaire des années 70, qui a donné son nom à une marque de vélos, a travaillé avec Lance au début des années 90. À l'époque, il équipait Motorola, la première équipe professionnelle de Lance. Merckx a longtemps été la référence en matière de position sur le vélo. Dans le film *Un dimanche en enfer*, qui retrace le Paris-Roubaix de 1976, on voit le coureur belge s'arrêter, sortir un tournevis et régler la hauteur de sa selle de quelques centimètres avant de repartir à l'attaque. La position que Lance a travaillée avec Merckx est très proche de celle qu'il adopte aujourd'hui.

En 1996, Lance a signé un contrat pour courir avec l'équipe française Cofidis la saison suivante. Il commença donc à travailler avec Cyrille Guimard, qui avait conseillé Greg LeMond, Bernard Hinault et Laurent Fignon, trois anciens vainqueurs du Tour. Guimard, un ancien rival de Merckx, apporta de légères modifications à la position de Lance. Il équipa également son vélo d'un cintre plus court que celui de 45 centimètres auquel Lance s'était habitué. Ce changement lui permit d'avoir les mains plus proches et améliora davantage son aérodynamisme. Son torse était également moins ouvert au vent. Malheureusement, très peu de temps après, Lance apprenait qu'il souffrait d'un cancer et devait mettre un terme à son contrat avec Cofidis.

Lorsqu'il eut recouvré ses moyens, il reprit l'entraînement sous l'égide de Chris Carmichael. Il effectua son grand retour en adoptant la position que lui avait conseillée Guimard. Mais, après plusieurs courses difficiles, il se plaignit rapidement de vives douleurs à la poitrine.

Chris devina que le torse de Lance était trop compressé et préconisa un retour à un cintre de 42 centimètres. Ses mains étaient à nouveau plus écartées sur le guidon et son torse plus ouvert. Ses douleurs disparurent peu de temps après. Cette anecdote vous montre à quel point le confort doit primer sur l'aérodynamisme.

Le confort

Les sensations de confort varient beaucoup selon les personnes. Elles dépendent de la souplesse de chacun et de son appui plantaire. Ce dernier peut être supinateur, et la pression s'exerce sur l'extérieur de la pédale, ou bien pronateur, et c'est alors l'intérieur du pied qui supporte tout le poids du corps.

Beaucoup de cyclistes ont tendance à se raidir au niveau des reins après de longues sorties, et c'est justement le cas de Lance. On a diagnostiqué chez lui une fracture de la cinquième vertèbre lombaire, à l'endroit où le disque rencontre la colonne. Cette blessure, communément appelée spondylarthrite, est censée être héréditaire. Mais, on la retrouve fréquemment chez les haltérophiles, qui soulèvent de lourdes charges à l'épaulé-jeté, et chez les personnes qui, très tôt, ont pratiqué un sport de manière intensive, alors que leur corps était en pleine croissance.

Afin de soulager ces contractures dorsales, Lance se soumet à des étirements et à des massages qui favorisent le relâchement musculaire. Il porte une attention particulière aux étirements des hanches et du bas du dos. (Reportez-vous au chapitre Récupération, page 148 pour plus d'informations sur les étirements.).

La biomécanique

La biomécanique – façon dont le cycliste transmet sa puissance sur le vélo – est un autre facteur déterminant dans le choix de sa position. Chacun possède sa propre biomécanique. Davis Phinney est un exemple significatif. L'ancien coéquipier de Chris Carmichael au sein de l'équipe 7-Eleven en 1986, premier Américain à avoir remporté une étape du Tour, pédalait avec les orteils pointés vers le bas, un style particulièrement contraire à la pratique classique qui veut que les pieds soient parallèles au sol. Phinney pédalait de la sorte car il avait des quadriceps plus imposants que la moyenne. Ses jambes agissaient comme deux puissants pistons sur les pédales. Son style peu académique lui convenait, même s'il n'est pas forcément adapté à tous les coureurs.

Lance possède également de puissants quadriceps, qu'il a développés au cours de sa carrière de triathlète. Il grimpe donc plus rapidement en danseuse qu'assis. Monter en danseuse requiert cependant plus d'énergie.

Lance a de fait énormément travaillé sa technique de monté assis afin d'être compétitif dès le Tour 1999.

Sa biomécanique explique également pourquoi il a le dos arrondi lorsqu'il se place en haut du guidon pour un contre-la-montre. Lance ne peut pas trop se pencher à cause de sa fracture lombaire. Il compense donc en se plaçant plus haut en avant ce qui provoque cet arrondissement dorsal.

La conduite du vélo

Le troisième facteur est la conduite du vélo, ou comment un vélo répond aux manœuvres : freinage, accélération, conduite dans les virages... Le cycliste possède trois points d'appui, qui forment un triangle : les pieds, les fesses et les mains. Au cours d'une sortie, vous changez constamment de position pour vous adapter au relief, au sens du vent ainsi qu'aux virages et à la vitesse. Lorsque vous trouvez votre position idéale – le juste équilibre entre les points d'appui –, votre confort s'en ressent et vous êtes plus à même d'en changer quand les circonstances l'exigent.

L'aérodynamisme

Le dernier facteur est l'aérodynamisme. Certains coureurs ont là aussi des positions plus aérodynamiques que d'autres. Lance, comme on l'a dit, dispute un contre-la-montre en étant plus haut sur son vélo et avec un dos plus arrondi que ses concurrents. « Des tests effectués sur Lance ont montré que la hauteur du coureur sur sa machine a moins d'influence sur l'aérodynamisme que sa largeur, explique Andrew Pruitt, directeur du centre de médecine sportive de Boulder, dans le Colorado. Il vaut mieux rester compact sur son vélo pour couper l'air que de courir en position basse,

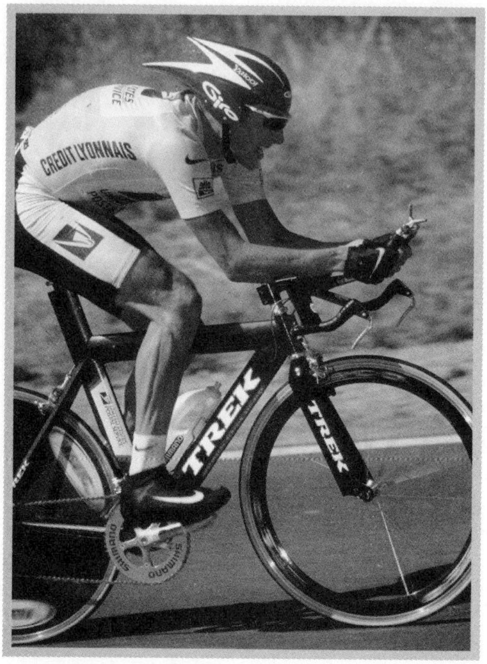

Position adoptée par Lance Armstrong durant les contre-la-montre.

ajoute celui qui a découvert la pathologie dorsale d'Armstrong. Quand un coureur a trouvé une position confortable en contre-la-montre, même si celle-ci n'est pas très aérodynamique, il ira plus vite. »

Steve Hed, un mécanicien de la banlieue de Saint-Paul, dans le Minnesota, fut un pionnier dans le design des roues aérodynamiques. C'est lui qui a développé les roues d'Armstrong quand il faisait du triathlon, puis à ses débuts en cyclisme sur route. Steve Hed précise que l'aérodynamisme est primordial. « Des coureurs qui font du drafting ne recherchent pas l'aérodynamisme, explique-t-il. Mais lorsqu'il y a une attaque, que le groupe se décompose et que les coureurs veulent boucher les trous, alors l'aérodynamisme devient primordial. C'est également un facteur clef quand ils se retrouvent seuls en tête de peloton. »

Les bases d'une bonne position sur le vélo

Afin d'obtenir une position idéale, vous devez partir d'une position dite neutre. En position neutre, votre poids est réparti de manière égale entre la selle, le guidon et les pédales. À partir de cette base, vous pouvez modifier votre positionnement en fonction du relief et des conditions de course. Une fois que vous avez acheté un vélo au cadre parfaitement ajusté (voir le chapitre 3, page 57, pour plus d'informations sur les équipements), il est important que vous preniez le temps de trouver votre position. « Le vélo doit ressembler au coureur qui va l'utiliser, précise le docteur Pruitt, qui établit ce constat à partir de plusieurs années d'expérience. Un vélo de champion ne convient pas à tout le monde. » Pour étayer son affirmation, le docteur Pruitt explique que tous les coureurs de l'US Postal courent avec la même marque de vélo. Mais, si tous les vélos semblent identiques, chacun possède cependant ses particularités. Le vélo de Lance Armstrong n'a effectivement rien à voir avec celui de George Hincapie ou de ses autres coéquipiers.

Pour régler votre position, commencez par fixer votre vélo à des rouleaux. Assurez-vous que les rouleaux avant et arrière sont au même niveau. Si vous n'avez pas de rouleaux, demandez à quelqu'un de tenir votre vélo.

La hauteur de selle

Il existe plusieurs formules pour calculer la hauteur idéale de votre selle. Mais nul besoin d'être un fin mathématicien pour savoir quelle hauteur vous convient le mieux. Vous ne devez pas vous déhancher lorsque vous pédalez et vos genoux doivent être légèrement pliés quand votre pédale est en position basse.

Voici une méthode utilisée au centre d'entraînement olympique américain : ajustez la selle de manière à ce qu'il y ait un espace de 5 millimètres environ entre votre talon et la pédale à son point le plus bas. Montez votre selle de quelques millimètres si vos chaussures

Le conseil de L'ENTRAÎNEUR

Voici un truc pour vous assurer que votre selle n'est pas trop haute. Placez un peu de monnaie ou des clefs dans l'une des poches de votre maillot. Si vous entendez du bruit lorsque vous pédalez, c'est que vous vous déhanchez, que vos épaules bougent trop et donc que la hauteur est mal réglée.

ont un talon plus épais. Élevez-la également de 2 à 3 millimètres si vous avez des longs pieds par rapport à votre taille. Enfin, pour ceux qui souffrent d'ennuis musculo-tendineux au genou, unc sellc plus haute que la normale peut avoir des vertus thérapeutiques. Dans ce cas, montez-la jusqu'à ce que vous vous déhanchiez puis descendez progressivement pour atteindre la hauteur idéale. Chaque changement de hauteur doit s'effectuer de 2 millimètres en 2 millimètres pour éviter tout traumatisme.

Le recul de la selle

La tendance actuelle est de reculer au maximum la selle pour avoir plus de puissance dans les ascensions. Pour un parfait réglage, asseyez-vous au centre, les manivelles du pédalier à l'horizontale. Laissez pendre un fil à plomb depuis la face antérieure de votre rotule. Il doit passer au centre de l'axe de la pédale. Il s'agit de la position neutre, que vous atteindrez en reculant ou en avançant la selle sur son chariot.

Les grimpeurs, les spécialistes du contre-la-montre et certains coureurs préfèrent que le fil tombe quelques centimètres derrière l'axe. Ils peuvent ainsi avoir plus de puissance sur des gros développements. En revanche, les pistards et les coureurs de critériums sont souvent plus en avant sur leur machine afin d'avoir plus de vitesse de jambes.

Enfin, si votre position sur le guidon n'est pas satisfaisante, ajustez la potence et non la selle.

L'inclinaison de la selle

Eddy Merckx a réglé la selle d'Armstrong, avec un niveau à bulle, de manière qu'elle soit parfaitement parallèle au tube du cadre. Lance a depuis adopté cette méthode pour une inclinaison idéale. Les cyclosportifs, ainsi que les coureurs du dimanche, sont des adeptes de la selle nivelée. Les coureurs qui apprécient une position vers l'avant inclinent légèrement leur bec de selle vers le bas. Attention, une inclinaison trop forte et vous glisserez, mettant ainsi trop de poids sur vos bras.

La hauteur du cintre

Avec un cintre placé à hauteur correcte (environ 5 centimètres sous la selle, en fonction de votre recherche d'aérodynamisme), vous serez plus souvent enclin à placer vos mains en bas du cintre. Plus vous l'abaissez, plus vous jouez sur votre aérodynamisme. Vous risquez cependant de ne pas être à l'aise pour respirer. Les problèmes de dos de Lance ne lui permettent pas de se pencher trop en avant sur sa machine. Son cintre est donc plus haut que celui de la plupart des coureurs professionnels. Ne réglez jamais le cintre au-delà de son extension maximale car votre poids sur la barre risquerait de le casser.

La longueur du tube du cadre et de la potence

Ces dimensions dépendent de votre souplesse et de votre morphologie. Il n'y a pas de solution miracle mais simplement un moyen de contrôle : en étant assis confortablement, les mains en bas du cintre, vous ne devriez pas apercevoir le haut de votre pneu avant.

L'autre moyen de vérifier est de pédaler sur un home-trainer avec les mains en bas du guidon, comme si vous étiez en descente. Lorsque votre genou est au plus haut du cycle de pédalage, votre coude légèrement plié dans sa direction ne doit que l'effleurer. S'ils se touchent, alors vos réglages ne sont pas bons.

La longueur de la potence dépend également de la taille du tube supérieur du cadre. Les cadres sont presque tous identiques. Presque, car ils sont tous fabriqués selon des mesures précises. Ainsi, les cadres italiens ont souvent un tube du haut de la même taille, voire 1 centimètre plus court que le tube de la selle. Certains fabricants américains ajoutent jusqu'à 2 centimètres.

La largeur du cintre

Elle est normalement égale à la largeur des épaules pour faciliter la respiration du cycliste. Certains modèles ont une partie basse plus longue pour ceux qui ont de grandes mains. Placez la portion plane du cintre horizontalement ou inclinez-la légèrement.

Les poignées de freins

Placées sur la partie arrondie du cintre, elles vous permettent de freiner et de facilement reposer vos mains sur les cocottes. La plupart des coureurs préfèrent lorsque le bout de la poignée vient effleurer le bas du cintre.

La taille des manivelles

La plupart des coureurs utilisent aujourd'hui des manivelles plus longues. Ils ont ainsi plus de puissance même s'ils perdent un peu de cadence. En général, si vous faites moins de 78 centimètres à l'entrejambe, vous devez prendre des manivelles de 165 millimètres. Entre 78 et 86, achetez des manivelles de 170, entre 86 et 91,

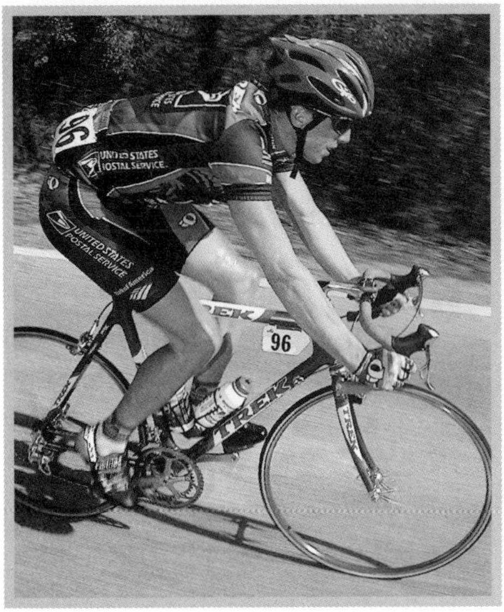

Frankie Andreu illustre parfaitement la position à adopter en descente : les mains en bas du guidon, le regard haut, les genoux pliés pour mieux absorber les chocs de la route, et les coudes relâchés.

prenez des leviers de 172,5 millimètres et si vous faites plus de 91 utilisez des manivelles de 175. La taille, mesurée du centre du pédalier au centre de la pédale, est souvent précisée derrière la manivelle. En France, il est rare de trouver des leviers de 165.

Le conseil de L'ENTRAÎNEUR

La longueur de la potence dépend de votre souplesse dorsale. Pour bien la régler, tenez-vous debout puis, sans plier les genoux, fléchissez pour toucher le sol avec vos mains.

- Si vous ne pouvez pas toucher le sol avec vos doigts, placez le guidon à la même hauteur que votre selle.
- Si vous arrivez à effleurer le sol du bout des doigts, réglez le cintre 5 à 10 centimètres en dessous du niveau de la selle.
- Si vous posez la paume des mains par terre, abaissez votre guidon de 10 à 15 centimètres par rapport à la selle.

La position du corps sur le vélo

La tête et le cou

Évitez de baisser la tête, surtout lorsque vous êtes fatigué. Tournez la tête de temps à autre afin de vous étirer et de vous relâcher au niveau du cou.

Le haut du corps et les épaules

Moins vous bougez, mieux c'est. Imaginez un instant toutes les calories que vous pourriez brûler si vous bougiez de droite à gauche à chaque coup de pédale pendant une sortie de 40 kilomètres. Utilisez plutôt cette énergie pour pédaler. Faites également attention à ne pas vous placer trop en avant de la selle et rentrez le dos lorsque vous êtes fatigué. Enfin, prenez un développement plus important et mettez-vous régulièrement en danseuse pour éviter toute contracture dans le dos et les hanches.

Les bras

Attention à ne pas être trop tendu. Maintenez vos coudes pliés et relâchés pour mieux absorber les chocs. Vos bras doivent être alignés dans le prolongement de votre corps et non pas inclinés sur le côté. Vous gagnerez ainsi en aérodynamisme.

Les mains

Changez fréquemment de position afin de ne pas avoir de fourmis dans les mains. Tenez le guidon fermement mais ne le serrez pas trop fort car vous risquez de vous contracter au niveau des avant-bras et des épaules.

- Placer vos mains en bas du guidon doit vous donner plus de contrôle et vous faciliter le freinage. Vous pouvez vous positionner ainsi dans les descentes ou lors d'accélérations prononcées.

- Lorsque vos mains sont sur les cocottes, vous bénéficiez d'un bon contrôle de votre machine ainsi que d'un excellent aérodynamisme. Vous avez facilement accès aux freins et bénéficiez d'une position agréable pour grimper de légères ascensions. Il vous est enfin plus facile de vous mettre en danseuse.

- Durant les ascensions, Lance préfère mettre les mains à plat sur le cintre. Cela lui permet de mieux respirer et de tirer profit de sa puissance.

- Quand vous êtes en danseuse, balancez le vélo en vous tenant sur les cocottes. Assurez-vous d'avoir toujours un placement de mains sécurisé pour éviter la chute.

Les fesses

Vous sollicitez différents muscles selon que vous êtes assis à l'avant ou à l'arrière de la selle. Ce changement peut être utile lors des ascensions. En position avancée, vous faites travailler vos quadriceps alors qu'en position arrière, vous pédalez plus avec vos cuisses.

Les pieds

Utilisez des cale-pieds pour éviter toute blessure au genou. Ajustez-les jusqu'à ce que vous vous sentiez à l'aise. Mieux encore, utilisez des pédales automatiques, cela vous évitera les réglages. Votre pied doit être placé légèrement en avant de la pédale.

6

Les règles de la route

En 1999, deux semaines après sa victoire dans le Tour, Lance fut invité à Washington par une association de journalistes, puis il rencontra le président Clinton à la Maison-Blanche. Assis à la table d'honneur au côté de Lance, les membres du National Press Club qui avaient emporté leurs casques de vélo les agitèrent pour montrer à l'assistance leur soutien au cyclisme. Puis un journaliste demanda à Lance comment il arrivait à rouler sur des routes où les voitures, les motos et les camions font la loi. Sa réponse fut simple : « La route appartient aux véhicules à moteur, les cyclistes ne font que l'emprunter. »

Lorsqu'il roule, un cycliste est souvent pris à partie par un conducteur qui lui intime l'ordre de se ranger ou d'aller tout simplement rouler ailleurs. À chaque fois qu'il fait une sortie à vélo, Lance entend ce genre de remarques. Certaines situations dangereuses l'ont également poussé à prendre de plus en plus de précautions. Un jour, alors qu'il roulait dans les environs d'Austin avec un compagnon d'entraînement, Lance fut percuté accenditellement par une voiture. Ce souvenir demeure à ce jour sa pire expérience en la matière. Le conducteur fut arrêté et condamné pour tentative d'homicide volontaire avant d'être envoyé en prison.

Dans son discours au National Press Club, Lance a confié qu'il avait appris à considérer les chauffards comme autant d'obstacles dangereux. Selon lui, ce type de comportement est proprement inexcusable. Mais il n'y a pas qu'aux États-Unis qu'on rencontre de tels problèmes. Alors qu'il s'entraînait en France, au printemps 1999, Lance fut percuté accidentellement par un conducteur. Le cadre de son vélo fut brisé et il se blessa à l'épaule. Ce jour-là, sa séance lui coûta 100 euros, soit le montant de la course en taxi pour le ramener chez lui, à Nice.

Les « non-cyclistes » pensent, souvent à tort, que les règles qui s'appliquent aux vélos et aux voitures sont différentes. Mais le code de la route est clair, vélos et voitures sont considérés comme des véhicules, et les règles sont les mêmes pour tous. Mais, comme tout le monde partage les routes, les conflits sont inévitables. Afin de les minimiser, voici quelques règles de sécurité à suivre :

Les règles de sécurité

La règle de base pour rouler en toute sécurité est d'avoir la garantie que les conducteurs vous voient. De jour, il est donc recommandé de porter des couleurs vives comme le rouge, le jaune ou le orange. Dès que la nuit tombe, habillez-vous en blanc et pensez à mettre des lumières à l'avant et à l'arrière du vélo, en plus de quelques réflecteurs. Une fois ce problème de visibilité réglé, respectez les conseils suivants.

1. Roulez sur la défensive. Attention, cela ne veut pas dire timidement. Soyez prévisible et faites preuve d'assurance. Les conducteurs pourront anticiper vos

manœuvres et ne craindront pas de partager la route avec vous.

2. Roulez au centre de la chaussée lorsque le trafic n'est pas fluide. Dans ces conditions vous allez aussi vite qu'une voiture et il n'est pas nécessaire d'évoluer sur le bas-côté où les voitures vous distinguent moins bien.

3. Occupez suffisamment le centre de la chaussée pour ne pas avoir à craindre une portière de voiture garée qui s'ouvrirait soudainement devant vous. Bien sûr, on vous klaxonnera pour vous demander de vous ranger, mais, n'obtempérez pas immédiatement. Quand une voiture cherche à vous doubler, rangez-vous sur la droite après avoir bien vérifié que cette manœuvre ne présente pas de risques.

4. N'essayez pas de gagner quelques places à un feu rouge en doublant sur la droite. C'est illégal et vous risqueriez de vous prendre une portière. Pire, cela énerve les conducteurs qui sont obligés de vous dépasser une fois le feu passé au vert.

Le conseil de **L'ENTRAÎNEUR**

Il faut du temps pour se familiariser avec toutes les manœuvres qui permettent, en cas de grosse circulation, de rouler facilement sur des artères à plusieurs voies. Faites-vous la main sur des routes secondaires avec peu de circulation. Vous pouvez aussi vous rendre sur les nœuds de circulation intenses en horaires décalés, le dimanche matin par exemple. Cela vous permettra de vous familiariser avec ces lieux. Enfin, suivez des amis plus expérimentés et regardez comment ils se débrouillent.

5. Quand vous vous arrêtez au feu, déportez-vous au centre de votre file. Cela empêche les conducteurs de vous serrer contre le trottoir. Dès que le feu passe au vert, attendez d'avoir atteint votre vitesse de croisière pour vous rabattre et permettre aux voitures de vous doubler.

6. Gardez une trajectoire linéaire lorsque vous longez des voitures garées en double file. Autrement dit, ne vous rabattez pas entre les voitures. Les conducteurs pourraient être surpris de vous voir réapparaître devant eux.

7. Les automobilistes font régulièrement trois erreurs qui mettent en danger les cyclistes :
   - La voiture tourne à gauche à une intersection devant un cycliste arrivant en sens inverse.
   - La voiture grille le Stop et coupe la route du cycliste.
   - La voiture dépasse le cycliste et se rabat immédiatement pour tourner à droite.

8. Si vous avez la priorité à un croisement, ne ralentissez pas trop, car les conducteurs pourraient penser qu'ils peuvent passer devant vous. Pédalez normalement, mais soyez prêt à freiner en cas de besoin.

9. Lorsque vous tournez à droite, restez sur le côté de la chaussée mais faites attention à ne pas vous faire prendre en sandwich entre le bas-côté et un véhicule venant de l'arrière. Pour tourner à gauche, jetez un coup d'œil au-dessus de votre épaule pour vous assurer que la voie est libre, puis déportez-vous au centre de la route avant d'entamer votre virage.

10. Votre ouïe doit aussi vous permettre de détecter les dangers. Soyez attentif aux bruits de moteurs qui accélèrent ou qui ralentissent, aux pneus qui crissent et aux changements de vitesse.

11. Signalez vos changements de direction à l'aide de vos bras.

12. Jetez régulièrement un œil sur les voitures garées pour anticiper un démarrage ou une ouverture de portière. Repérez aussi les passants susceptibles de traverser entre les voitures garées.

13. Surveillez les bas-côtés de la route pour voir venir les animaux domestiques ou les enfants. La plupart des dangers en zone urbaine surgissent devant vous.

14. Quand une voiture est arrêtée à un croisement, surveillez ses roues avant. C'est le meilleur moyen pour anticiper tout mouvement de sa part et pouvoir réagir en cas de besoin.

15. Les klaxons, les sonnettes ou les sifflets ne vous seront d'aucun secours si la circulation est intense. Crier très fort vous permet de rester bien posé sur le guidon et vous garantit d'être entendu par les véhicules autour de vous.

16. Même si un chauffard vous fait des misères, ne l'insultez pas et ne lui adressez pas de gestes obscènes. Vous estimez peut-être qu'il mérite d'être puni mais la plupart des psychologues s'accordent à dire que ce genre de réactions le conforterait dans le sentiment d'avoir réussi et l'inciterait à réitérer ce genre de comportement. La meilleure réponse est bien souvent d'ignorer l'automobiliste. Continuez à rouler comme si rien ne s'était passé.

17. Le « virage instantané » peut être très utile dans la circulation. Vous pourrez éviter l'accident si une voiture vous dépasse et vous coupe la route en tournant à droite. Le secret du virage instantané, c'est de tourner son guidon à gauche pour prendre de l'angle, puis de tourner brutalement à droite derrière la voiture et éviter ainsi la collision.

18. Quand vous dépassez un cycliste plus lent, criez lui « À gauche » pour éviter qu'il ne soit surpris au moment du dépassement. Laissez trois longueurs de vélo avant de vous rabattre. Inversement, lorsque l'on vous dépasse, gardez la même trajectoire et faites attention à votre roue avant qui pourrait être percutée si celui qui vous double se rabat trop tôt.

19. En France, de nombreuses municipalités ont construit des pistes cyclables théoriquement réservées aux vélos. Mais ces voies peuvent se révéler dangereuses car elles sont utilisées par les joggers

Le conseil de L'ENTRAÎNEUR

Vous roulez sur la route et soudain vous repérez un trou dans la chaussée, ou un ralentisseur. Une solution, le saut du lapin : tirez votre guidon des deux mains et faites la même chose avec vos pédales (qui doivent être parallèles à la route). Entraînez-vous à cette manœuvre avant de l'effectuer.

ou les rollerbladers. Roulez à vitesse modérée sur ces portions.

Si le pire vous arrive

Voilà ce qu'il faut faire si vous avez été renversé par un conducteur et que ce dernier ne s'est pas arrêté.

- Relevez la plaque d'immatriculation du véhicule incriminé. Si vous n'avez pas de carnet ou de stylo, essayez de le mémoriser.
- Relevez le maximum de détails sur le véhicule (sa couleur, sa marque, le modèle...) et éventuellement sur le conducteur.
- Notez le lieu et l'heure.
- S'il y a des témoins, demandez-leur leurs coordonnées afin qu'ils puissent témoigner.
- Transmettez le plus rapidement possible ces informations aux services de police qui se chargeront de rechercher l'automobiliste.

Comment éviter les accidents

Des études menées par les services de la prévention routière ont montré que les véhicules à moteur ne sont pas toujours responsables des accidents de vélo. Il arrive également que des cyclistes tombent tout seuls par manque de maîtrise ou à cause d'un matériel défectueux. Quoi qu'il en soit, la majorité de ces accidents pourraient être évités, et voici comment :

La cause : Un obstacle apparaît, une voiture garée ou un dos d'âne.

La solution : Regardez toujours devant pour anticiper et éviter les obstacles. Le saut du lapin peut vous permettre de passer par-dessus un dos d'âne. Tenez fermement votre guidon pour éviter qu'il ne vous échappe en cas de choc sur la roue avant.

La cause : Une voiture déboîte ou une portière s'ouvre devant vous.

La solution : Conservez une distance de sécurité lorsque vous doublez des véhicules en stationnement. Sachez freiner d'urgence. Le frein avant est le plus efficace mais on peut vite se retrouver les quatre fers en l'air après un salto au-dessus du guidon. Le truc est de reculer ses fesses au-dessus de la roue arrière pour garder l'équilibre, puis d'actionner le frein arrière pour se remettre en selle. Entraînez-vous aux arrêts d'urgence pour gagner en confiance.

La cause: Vous vous êtes engagé sur une route sans avoir observé le trafic.

La solution : Regardez dans les deux directions avant de vous engager et attendez que la voie soit libre. Soyez vigilant, les conducteurs peuvent être distraits ou occupés à téléphoner ou à écouter de la musique. D'une manière générale, soyez sur vos gardes lorsque vous roulez.

La cause : Un véhicule change de direction sans prévenir.

La solution : Lorsque vous vous faites dépasser par un véhicule, gardez une distance de sécurité qui vous permettra de freiner ou de tourner s'il change soudainement de direction devant vous. Pratiquez le freinage d'urgence.

La cause : La route est mouillée par la pluie.

La solution : Soyez prudent dès qu'il pleut. Les routes sont rendues glissantes par la conjonction de deux facteurs : l'eau et les résidus huileux des véhicules. Augmentez votre distance de sécurité. Faites attention dans les virages. Évitez les flaques et méfiez-vous car elles peuvent masquer des trous dans la chaussée. Ne tournez pas sur les marques au sol ou sur les bouches d'égout qui sont encore plus glissantes lorsqu'il pleut.

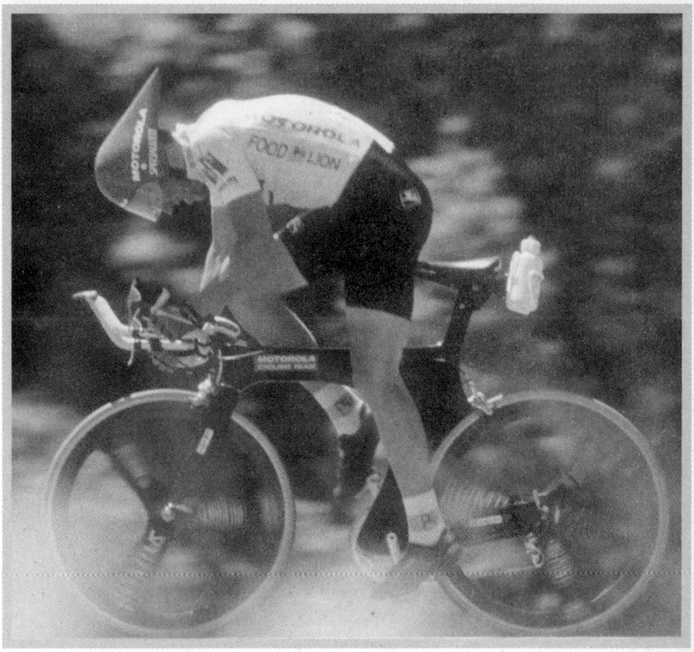

II

La méthode d'entraînement de Chris Carmichael

7

Le cœur à l'entraînement

Pour Chris Carmichael et Lance Armstrong, le cardiofréquencemètre (cardio) est l'outil indispensable à tout cycliste qui désire progresser. Ces mini-ordinateurs vous permettent, entre autres, d'évaluer votre forme et de déterminer précisément l'intensité de votre entraînement, une chose impossible il y a encore une quinzaine d'années.

Lance a toujours son cardio à portée de main. Il le porte dans 90 % de ses sorties pour enregistrer l'intensité de ses efforts et évaluer sa récupération. Pour lui, le cardio est un peu comme un deuxième entraîneur.

Voici comment un tel outil peut vous permettre de mieux vous entraîner :

Maximiser votre maximum

Pour établir vos séances d'entraînement, vous devez au préalable déterminer votre fréquence cardiaque maximale, qui servira de base au plan d'entraînement en 7 semaines, présenté au chapitre 8. Le cardio permet d'obtenir une bien meilleure précision qu'avec le calcul classique (fréquence cardiaque maximale = 220 – âge de la personne).

Soyez plus puissant en travaillant moins

Sans un cardio, il est difficile d'évaluer votre rythme cardiaque moyen, car ce dernier change au cours de vos sorties. Il est plus lent en descente et très élevé dans les ascensions. Un cardio vous permet d'avoir une idée précise de votre rythme moyen sur la durée. Ainsi, si vous constatez que votre cœur bat moins vite que d'ordinaire quand vous effectuez votre sortie habituelle, c'est que vous êtes sur la bonne voie, que vous vous améliorez.

Déterminez vos temps de pause

Un cardio doit vous aider à déterminer la durée de vos efforts à l'entraînement et votre temps de récupération. Le repos et la récupération sont deux choses différentes. Plus la séance d'entraînement est dure, plus la récupération sera longue. Pour se forcer à bien récupérer lors de ses jours de repos, Lance programme son cardio pour que ce dernier l'alerte dès lors qu'il dépasse le seuil de 120 pulsations/minute. Ainsi, il peut mieux récupérer avant d'attaquer une autre semaine de travail.

Rester dans la zone

Programmez votre cardio en fonction de vos niveaux hauts et bas de performance. Ainsi, vous n'aurez pas,

Faites comme LANCE

J'utilise mes plafonds de fréquence cardiaque lors de mes sorties d'entraînement. Cela me permet de rester en aérobie pendant toute la durée de ma sortie et de ne pas dépasser mon niveau de lactate. Je termine donc une séance en ayant presque entièrement roulé en aérobie. Je suis environ à 5 pulsations de moins que ma fréquence maximale. Je vais par exemple faire une séance à un rythme de 160 à 164 pulsations/minute.

Le conseil de L'ENTRAÎNEUR

Il y a toujours un écart entre le début de l'effort et la réponse du cœur. Ainsi, si vous roulez à un rythme de 140 pulsations/minute et que vous décidez soudainement de sprinter, votre effort aura beau être soudain, votre cœur ne va pas se mettre à battre plus vite immédiatement. Il y a un léger décalage.

durant votre entraînement, à constamment étudier votre moniteur. L'alarme se déclenchera dès que vous serez dans la zone que vous aviez préalablement déterminée.

Connaître ses limites

Certains cardio vous permettent de définir plusieurs limites. Lance, par exemple, en a déterminé trois, une pour l'échauffement, une pour la séance d'entraînement et une pour la phase de récupération.

Écoutez votre cœur

D'après votre programme d'entraînement, votre semaine de récupération est terminée et il faut vous remettre en selle. Cependant, les données de votre cardio contredisent votre planning. Votre rythme cardiaque est de 3 à 6 pulsations supérieur à votre moyenne habituelle. Que faire ? Suivre votre planning à la lettre ou plutôt écouter votre cœur ? Vous devez absolument écouter votre corps. Un pouls trop élevé est un signe qui ne trompe pas. Vous n'avez pas entièrement récupéré. Consacrez un jour de plus à la récupération.

Soyez plus intelligent

Vous vous êtes astreint à de bonnes séances d'entraînement et vous vous sentez bien. Si bien, que vous avez volontairement décidé de ne pas prendre de jours de repos. Cependant, même si vous ne vous sentez pas fatigué, vous constatez que vous avez du mal à atteindre la fréquence déterminée pour vos séances. Ce signe doit vous mettre la puce à l'oreille : vous vous entraînez trop. Imposez-vous une semaine de récupération.

Mettez-vous à l'ouvrage

À la fin de votre séance, vous êtes fatigué, vous en déduisez donc que votre entraînement se passe bien. Mais, après plusieurs semaines d'exercices, votre cœur bat la chamade dès que vous grimpez cette dernière côte vacharde qui vous ramène à la maison. Pourquoi ? Ce que vous pensez être une bonne séance n'en est peut-être pas vraiment une. Il vous faut ajouter quelques bosses sur votre parcours, augmenter le kilométrage et respecter les zones cardiaques que vous avez établies.

DÉTERMINEZ VOTRE FRÉQUENCE CARDIAQUE MAXIMALE

Votre fréquence cardiaque maximale correspond au nombre maximal de pulsations/minute que votre cœur peut atteindre pendant l'effort. Le calcul de cette fréquence est primordial pour établir un bon plan d'entraînement. C'est justement la base du programme déterminé par Chris Carmichael.

Le conseil de L'ENTRAÎNEUR

Votre fréquence cardiaque maximale n'a pas d'influence directe sur votre performance. Deux coureurs de même niveau de forme peuvent très bien avoir deux fréquences différentes. George Hincapie, par exemple, peut facilement maintenir un rythme élevé de 187 pulsations/minute alors que Lance est, à ce niveau, très proche de son seuil maximal.

Votre fréquence décroît avec l'âge, c'est pourquoi on la calcule souvent en soustrayant son âge à 220, qui correspond à la fréquence maximale absolue. Ce calcul reste approximatif car il est fondé sur des moyennes et non adapté à chaque individu. Il n'est donc valable que pour les débutants. La fréquence maximale peut varier d'environ 10 % pour des personnes du même âge. En utilisant cette méthode pour définir votre fréquence, vous pourriez donc très bien être en surrégime ou en dessous de vos possibilités sans même le savoir.

Une méthode plus précise consiste à effectuer un test de terrain, en plein air ou sur un home-trainer. Attention, ce n'est pas une promenade de santé mais bel et bien un test qui doit déterminer votre fréquence maximale en plein effort. Vous devez être en bonne forme et nous vous recommandons d'effectuer ce test après avoir suivi le programme pour débutant, détaillé pages 124-125. Il est également préférable de passer un examen médical et d'en parler avec votre médecin.

N'effectuez pas ce test seul. Demandez plutôt à votre entraîneur ou à un responsable d'entraînement de vous accompagner, surtout si vous choisissez de faire le test en plein air. Si vous n'êtes pas prêt à vous soumettre à ce genre de test, vous pouvez continuer d'évaluer votre fréquence de manière traditionnelle.

1. Si vous décidez de faire ce test en plein air, effectuez-le sur une route en bon état, assez longue (environ 7,5 kilomètres) et sans trop de circulation. Choisissez si possible un faux plat montant ou un léger vent de face.

2. Échauffez-vous pendant 15 minutes à allure modérée, soit une cadence de 75 tours de pédale par minute (tpm).

3. Accélérez votre rythme d'environ 10 %, en prenant un développement plus important. Maintenez cette allure pendant 2 à 3 minutes en conservant une cadence de 75 à 80 tpm.

4. Répétez l'étape 3 en augmentant votre vitesse toutes les 2 minutes, et ce jusqu'à ce que vous ne puissiez aller plus vite. Puis, sprintez au maximum de vos possibilités sur environ 200 mètres (soit à peu près 10 secondes d'effort). Lorsque vous avez retrouvé vos esprits, le rythme cardiaque indiqué sur votre cardio correspond à votre fréquence cardiaque maximale.

5. Prenez ce chiffre et multipliez-le par 0,60, 0,65, 0,70, 0,75, 0,80 et 0,85 pour obtenir les pourcentages correspondant aux différentes zones d'entraînement. Si votre fréquence est de 195, vous serez en zone 1 lorsque votre pouls sera entre 117 et 127 (195 × 0,60 et 195 × 0,65).

Le fonctionnement du cardiofréquencemètre

Un cardio est un petit ordinateur composé de deux parties distinctes, un émetteur sans fil et un récepteur. L'émetteur, qui doit être placé sur votre poitrine, contient un enregistreur qui, comme un stéthoscope, est à l'écoute de vos pulsations cardiaques. Il ne doit pas être trop serré mais suffisamment maintenu pour ne pas bouger lorsque vous roulez. Les données enregistrées sont ensuite transmises directement au récepteur, un cadran que vous fixerez sur votre guidon ou porterez à votre poignet comme une montre. Il existe deux types de cardio. Les plus performants sont équipés d'électrodes qui perçoivent vos changements corporels tandis que les cardios classiques enregistrent

Faites comme LANCE

Mon rythme cardiaque est une indication primordiale à laquelle je veille durant mes entraînements. Voici quelques-unes des données me concernant :

Fréquence maximale : 201
Seuil lactate : 178
Contre-la-montre : 188-192
Endurance (4 à 6 heures) : 124-128

votre pouls et traduisent cette donnée en nombre de battements par minute.

Les fonctions d'un cardiofréquencemètre

Les cardio sont aujourd'hui disponibles avec un certain nombre de fonctions, dont certaines optionnelles. Plus il y en a, plus le prix est élevé.

Les indispensables

- La présence d'alarmes pour les différentes zones d'entraînement.
- Le calcul de vos séries.
- Le calcul de votre fréquence maximale, minimale et moyenne.
- Le temps total d'entraînement.
- Un chronomètre.

Les options

- Une fonction pour transférer vos données sur un ordinateur.
- Un enregistreur de plusieurs séries.
- Le calcul de votre phase de récupération.
- Un enregistreur de la dépense calorique.
- Un chronomètre.

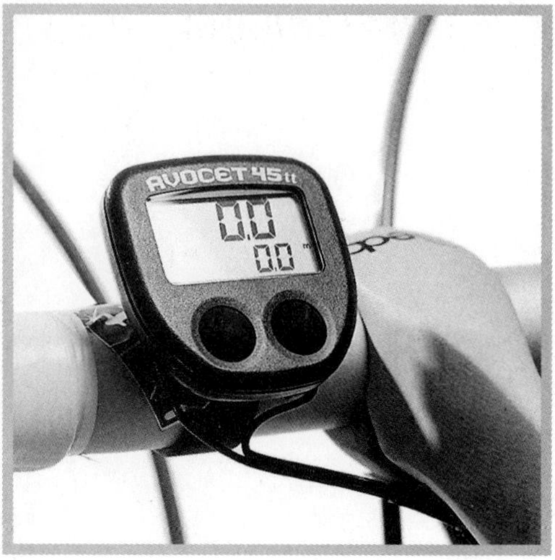

Un cardiofréquencemètre placé sur le guidon est indispensable pour évaluer votre forme et déterminer l'intensité de votre entraînement.

Le compteur de vélo

Si vous souhaitez également utiliser un compteur, achetez plutôt un cardio qui possède les fonctions de base des deux et vous donne :

- L'heure
- La durée depuis le départ
- La distance parcourue
- La vitesse moyenne
- La vitesse maximale
- La cadence

Une option de reconfiguration, qui vous permet de placer votre cardio sur un autre vélo sans avoir à reconfigurer votre compteur, peut également être intéressante.

Enregistrez vos progrès

Lance est très attentif à son programme d'entraînement. Avec Chris, ils examinent son rythme cardiaque, la distance parcourue, la cadence et bien d'autres données pour évaluer quotidiennement son niveau de

Votre cahier d'entraînement

Voici la liste des informations qu'il est essentiel de conserver.

Informations sur votre sortie

- l'objectif de la sortie
- la date
- le parcours
- la durée
- la distance totale
- la distance cumulée depuis les premiers jours d'entraînement

Informations physiques

- pouls au réveil
- poids au réveil
- pouls après la sortie
- le type de séances effectuées (sprints, côtes, récupération, rythme...)

Données complémentaires

Ces dernières informations ne sont pas essentielles. Elles vous permettent néanmoins d'avoir un bon aperçu de vos progrès :

- vitesse moyenne
- vitesse maximale
- temps cumulé sur votre vélo depuis les premiers jours d'entraînement
- les conditions météorologiques
- votre état d'esprit
- votre état d'épuisement
- certaines anecdotes (une crevaison, vous avez été poursuivi par un doberman, vous avez trouvé un billet de 20 euros...)

forme. L'analyse de ces informations leur donne une idée précise de la progression, ce qui serait impossible sans cardiofréquencemètre. Il est effectivement plus facile de juger votre entraînement lorsque vous savez que vous avez roulé deux heures à 70 % de votre fréquence maximale et effectué trois séries de 3 minutes à 86 % avec une récupération de 3 minutes, plutôt que de partir d'un jugement purement subjectif du type : « J'ai fait une bonne séance et plusieurs séries aujourd'hui. »

Un cahier d'entraînement bien tenu doit vous permettre de suivre votre progression et d'évaluer le bon déroulement de vos séances. Le succès de Lance Armstrong dans le Tour 1999 est en grande partie dû à l'analyse précise des données enregistrées au cours de l'entraînement. En début de saison, Lance préfère tirer de gros développements à une cadence modérée de 75 à 85 tpm. Mais Chris a remarqué que Lance gagnait en puissance en emmenant un développement plus petit à

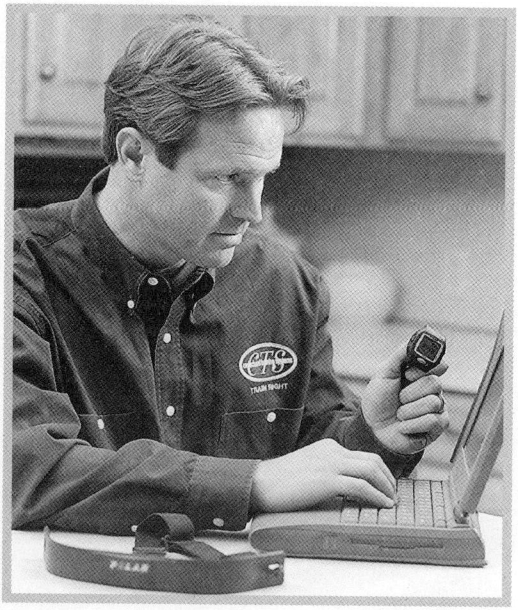

Chris Carmichael transfère directement les données du cardio de Lance Armstrong sur son ordinateur portable.

une cadence plus élevée de 105 tpm. Ce changement de style a entre autres permis au Texan de sortir vainqueur de tous les contre-la-montre du Tour 1999, un exploit que trois champions seulement avaient accompli avant lui : Eddy Merckx, Bernard Hinault et Miguel Indurain.

Vous pouvez tenir votre cahier d'entraînement sur papier. L'idéal étant de le conserver sur support informatique. Mais assurez-vous dans ce cas que les données de votre cardio soient transférables sur votre ordinateur, afin de ne pas avoir à les saisir.

8

7 semaines pour réussir

Que souhaitez-vous ? Désirez-vous battre le meilleur coureur de votre région dans un critérium local, ou souhaitez-vous lui infliger une sévère défaite une fois pour toutes ? Voulez-vous parcourir 100 kilomètres en moins de 5 heures, perdre quelques kilos ou augmenter votre vitesse moyenne lors de vos sorties ?

Le plan d'entraînement mis au point par Chris Carmichael vous aidera à exprimer tout votre potentiel. Il vous suffit de respecter les trois programmes hebdomadaires spécifiques, adaptés à votre niveau.

Chris a développé cette méthode en s'appuyant sur ses dix années d'expérience en tant qu'entraîneur d'Armstrong et de bien d'autres cyclistes de premier plan. La philosophie de base est simple : il faut s'entraîner avec un objectif précis en tête. On appelle cela l'entraînement ciblé. La durée de ce programme est de 7 semaines, au cours desquelles l'intensité et les cadences augmentent.

Très rapidement, Chris Carmichael s'est aperçu que les athlètes sont plus concentrés, mentalement et physiquement, s'ils se fixent des objectifs à court terme. Prenons l'exemple de Lance : en 1998, après 3 mois sans compétition, il s'est focalisé sur les Championnats du monde, la dernière épreuve de la saison. Après 7 semaines d'entraînement intense, il avait puisé au fond de lui une nouvelle motivation et une grande soif de vaincre. À l'heure des bilans, il s'était classé 4e de la course sur route et 4e du contre-la-montre.

Ce programme a fait ses preuves et, en le suivant à la lettre, vous améliorerez votre forme et aiguiserez votre appétit de victoires. Ces entraînements sont faits pour s'enchaîner mais il est recommandé, avant de passer de l'un à l'autre, de vous octroyer une semaine de récupération.

TESTS DE FORME SUR LE TERRAIN

Avant de commencer votre entraînement, il est impératif de déterminer votre niveau de forme. Le test de forme est un moyen facile de savoir quels programmes et quelles zones d'entraînement vous conviennent le mieux. Ce test s'adresse à tous les types de coureurs, quel que soit leur âge.

Vous n'avez besoin que de votre vélo et d'une portion de route relativement plate.

Le test consiste en un contre-la-montre de 4,5 kilomètres qu'il faut faire à fond du début à la fin. Vous devez ensuite comparer votre temps final avec ceux de la page 120 pour connaître le type d'entraînement qui vous convient. N'hésitez pas à refaire le test, plus tard dans la saison, pour, le cas échéant, ajuster le programme.

Trouvez le parcours

Repérez un parcours de 4,5 kilomètres sur une route aussi plate que possible et peu fréquentée. Il est préférable de choisir un jour sans trop de vent avec une température agréable sans être trop élevée. Ces conditions sont généralement réunies en fin d'après-midi.

Mangez intelligemment

N'avalez rien de solide 2 heures avant votre test. Prenez une boisson énergétique 40 minutes avant votre épreuve pour être bien hydraté.

Échauffez-vous

Roulez tranquillement pendant 10 à 20 minutes sans forcer.

Prenez un bon départ

Demandez à un ami de vous tenir pour le départ. Positionnez la pédale qui correspond à votre côté fort en haut, pour pouvoir rapidement libérer le maximum de puissance. Si personne ne vous tient, approchez-vous doucement vers la ligne de départ et calez-vous sur un braquet adéquat. Levez-vous de votre selle pour accélérer rapidement. Lorsque vous avez atteint la cadence de pédalage maximum avec votre braquet de départ, asseyez-vous et préparez-vous à tomber les pignons. Ne partez pas trop vite. Donnez-vous au moins 2 minutes pour atteindre votre vitesse maximale.

Trouvez le braquet idéal

Calez-vous sur un braquet qui vous permet de maintenir une cadence de pédalage de 80 à 90 tours/minute. Résistez à la tentation d'emmener un gros braquet avec une faible cadence de pédalage. La résistance et la pression dans vos jambes accéléreront la formation d'acide lactique, synonyme de douleurs. Le secret, c'est de trouver le braquet qui correspond à votre style. Cela demandera certainement un peu de pratique, mais n'hésitez pas à surveiller votre vitesse et votre rythme cardiaque en fonction des différents braquets pour déterminer votre cadence de pédalage optimale.

Le prix de l'effort

Calez-vous sur un rythme respiratoire régulier. À partir de ce moment, vous devriez commencer à souffrir. Si ce n'est pas le cas, pédalez plus vite.

Chronométrez-vous avec précision

Votre temps sur les 4,5 kilomètres doit être le plus précis possible. Notez également les conditions climatiques, les braquets utilisés et l'appréciation de votre effort ce jour-là.

Maintenant que vous possédez votre temps, reportez-vous au tableau ci-dessous pour apprécier votre niveau.

Hommes

Temps	Catégorie
Plus de 10 minutes	Débutant
De 8 à 10 minutes	Intermédiaire
Moins de 8 minutes	Confirmé

Femmes

Temps	Catégorie
Plus de 12 minutes	Débutant
De 10 à 12 minutes	Intermédiaire
Moins de 10 minutes	Confirmé

Il est utile de refaire le test, plus tard dans la saison, pour mesurer vos progrès et pour affiner vos choix d'entraînement. Empruntez le même parcours, le même vélo et veillez à ce que les conditions atmosphériques soient équivalentes.

SÉANCES D'ENTRAÎNEMENT

Chris a développé une batterie de séances d'entraînement qui ont fait de Lance le champion qu'il est aujourd'hui. Pour les trois programmes présentés dans ce chapitre, il a mis l'accent sur quatre séances : Tempo, Pédalage rapide, Intervalles de puissance et Sprint.

Tempo

Objectif : Augmenter votre capacité aérobie.

L'exercice : Choisissez une cadence de pédalage assez basse, 70 à 85 tours de pédale par minute (tpm), tout en conservant une bonne intensité. Cela vous permet de muscler vos membres inférieurs et d'accroître votre résistance. Restez sur la selle dans les côtes pour vous renforcer physiquement. Plus tard, votre programme intégrera des séances d'explosivité, qui peuvent avoir des effets néfastes sur les articulations. Pour remédier à cela, il vous faut au maximum respecter les séances Tempo, ce qui renforcera vos articulations.

Intensité de l'entraînement : Entre les Zones 3 et 4.

Pédalage rapide

Objectif : Pédaler plus efficacement.

L'exercice : Trouvez-vous une portion de route plate à aborder sur un petit développement. Augmentez lentement la cadence de pédalage avec un point de départ à 15 ou 18 rotations par tranche de 10 secondes (soit 90 à 108 tpm). Restez sur la selle sans vous déhancher. Soyez attentif à tirer sur la pédale lorsqu'elle est en bas pour bien la ramener au sommet de la rotation.

Intensité de l'entraînement : Votre cadence maximale ne devrait pas excéder 18 à 20 rotations par tranche de 10 secondes, soit 108 à 120 tpm.

Intervalles de puissance

Objectif : Augmenter votre VO_2 max.

L'exercice : Sur un vélo d'appartement ou une portion de route parfaitement plate, choisissez un braquet qui vous permette de maintenir une cadence de pédalage de 110 tpm ou plus. Prenez une minute pour atteindre la zone d'entraînement recherchée et gardez la même cadence jusqu'à la fin de l'intervalle. Ce sont les deux dernières minutes de chaque intervalle qui vous aideront à développer votre VO_2 max. S'il le faut, rétrogradez pour maintenir la cadence de pédalage, mais conservez

Les zones d'entraînement

Zone	% de votre fréquence cardiaque maximale	Description
1	60 à 65	Allure tranquille, récupération
2	65 à 70	Endurance
3	70 à 80	Capacité aérobie
4	80 à 85	Seuil lactique
5	86 et +	Capacité aérobie maximale et augmentation de la VO_2 max

la même intensité. En effet, un rythme cardiaque élevé va entraîner votre corps à fournir plus d'oxygène aux muscles. Entre les intervalles, la récupération se fait en pédalant doucement sur de très petits développements.

Intensité de l'entraînement : Des intervalles de 3 minutes en Zone 4 ou 5 entrecoupés d'une période de récupération de 3 minutes.

Sprint

L'objectif : Améliorer vos démarrages de sprints.

L'exercice : Lorsque l'on sprinte sur un vélo, il faut toujours être à 100 %. Choisissez une route plate sur laquelle vous roulez à allure modérée (entre 25 et 35 km/h) sur un développement facile. Levez-vous de votre selle en accélérant à fond, et rasseyez-vous après quelques secondes en maintenant la même cadence de pédalage et en tâchant de rester souple et efficace dans votre sprint.

Le conseil de L'ENTRAÎNEUR

Vos performances risquent de décliner lors de la 2e ou 3e semaine car les sommes de travail commencent à affecter votre corps. C'est pourquoi la 4e semaine est dédiée à la récupération avant d'aborder trois nouvelles semaines de travail intense.

Intensité : Les sprints doivent durer entre 10 et 12 secondes avec des périodes de récupération de 5 à 10 minutes entre chaque.

Le programme par niveau

Débutant

Ce programme se concentre sur la capacité aérobie, soit le meilleur point de départ pour les cyclistes qui ne se sont pas entraînés depuis un an ou plus. L'intensité des séances est facile à modérer et cela vous permettra de progresser régulièrement.

L'objectif : Améliorer sa capacité aérobie.

Entraînement hebdomadaire : 6 à 8 heures.

Intensité : 60 à 80 % de la fréquence cardiaque maximale.

Intermédiaire

Ce programme s'adresse à ceux qui roulent beaucoup, mais ne possèdent pas de technique d'entraînement spécifique. Ce programme vous aidera à augmenter votre seuil lactique : vous pourrez ainsi rouler plus vite sans pour autant sécréter de l'acide lactique.

L'objectif : Rouler plus vite plus longtemps.

Entraînement hebdomadaire : 8 à 10 heures.

Intensité : 60 à 85 % de la fréquence cardiaque maximale.

Confirmé

Ce programme est destiné aux cyclistes accomplis qui veulent se fixer des objectifs précis, comme par exemple une course de fin de saison. Le but est d'augmenter sa vitesse moyenne tout en étant capable de changer rapidement de rythme pour les attaques et les contre-attaques.

L'objectif : Vitesse soutenue à sa VO_2 max.

Entraînement hebdomadaire : 10 à 14 heures.

Intensité : 60 à 92 % de la fréquence cardiaque maximale.

Débutant

	Lundi	Mardi	Mercredi
1re semaine	30 minutes en Zone 1 sur terrain plat à allure régulière et tranquille.	45 minutes en Zone 2 avec 5 minutes de pédalage rapide sur terrain plat.	1 heure en Zone 2 sur terrain plat avec une cadence de 80-85 tpm.
2e semaine	30 minutes en Zone 2 avec 10 minutes de pédalage rapide sur terrain plat.	45 minutes en Zone 2 avec 5 minutes de pédalage rapide sur terrain plat.	1 heure en Zone 2 sur terrain plat avec une cadence de 80-85 tpm.
3e semaine	30 minutes en Zone 2 avec 10 minutes de pédalage rapide sur terrain plat.	45 minutes en Zone 2 avec 10 minutes de pédalage rapide sur terrain plat.	1 heure en Zone 2 sur terrain plat avec une cadence de 80-85 tpm.
4e semaine	30 minutes en Zone 1. Séance de récupération.	30 minutes en Zone 1. Séance de récupération.	Repos.
5e semaine	30 minutes en Zone 2 avec 10 minutes de pédalage rapide sur terrain plat.	45 minutes en Zone 2 avec 10 minutes de Tempo.	1 heure en Zone 2 sur terrain plat avec une cadence de 80-85 tpm.
6e semaine	30 minutes en Zone 2 avec 10 minutes de pédalage rapide sur terrain plat.	45 minutes en Zone 2 avec 15 minutes de Tempo.	1 heure en Zone 2 sur terrain plat avec une cadence de 80-85 tpm.
7e semaine	30 minutes en Zone 2 avec 10 minutes de pédalage rapide sur terrain plat.	45 minutes en Zone 2 avec 15 minutes de Tempo.	1 heure en Zone 2 sur terrain plat avec une cadence de 80-85 tpm.

Jeudi	Vendredi	Samedi	Dimanche
45 minutes en Zone 2 avec 5 minutes de pédalage rapide sur terrain plat.	Repos.	1 heure en Zone 2 avec 10 minutes de pédalage rapide sur terrain plat.	1 heure et demie en Zone 2 sur terrain bosselé. Essayez de rester sur la selle dans les côtes.
45 minutes en Zone 2 avec 5 minutes de pédalage rapide sur terrain plat.	Repos.	1 heure en Zone 2 avec 10 minutes de pédalage rapide sur terrain plat.	1 heure et demie en Zone 2 sur un parcours bosselé. Essayez de rester sur la selle dans les côtes.
45 minutes en Zone 2 avec 5 minutes de pédalage rapide sur terrain plat.	Repos.	1 heure en Zone 2 avec 10 minutes de pédalage rapide sur terrain plat.	2 heures en Zone 2 sur terrain bosselé. Passez en Zone 3 dans les côtes.
30 minutes en Zone 1. Séance de récupération.	45 minutes en Zone 2 avec 2 sprints de 10 secondes avec 10 secondes de récupération entre chaque.	1 heure en Zone 2 avec 10 minutes de pédalage rapide sur terrain plat.	1 heure en Zone 2 sur terrain bosselé. Passez en Zone 3 dans les côtes.
45 minutes en Zone 2 avec 5 minutes de pédalage rapide sur terrain plat.	Repos.	1 heure en Zone 2 avec 10 minutes de pédalage rapide sur terrain plat.	1 heure et demie en Zone 2 avec 15 minutes de Tempo.
45 minutes en Zone 2 avec 5 minutes de pédalage rapide sur terrain plat.	Repos.	1 heure en Zone 2 avec 10 minutes de pédalage rapide sur terrain plat.	1 heure et demie en Zone 2 avec 20 minutes de Tempo.
45 minutes en Zone 2 avec 5 minutes de pédalage rapide sur terrain plat.	Repos.	1 heure en Zone 2 avec 10 minutes de pédalage rapide sur terrain plat.	1 heure et demie en Zone 2 avec 30 minutes de Tempo.

Intermédiaire

	Lundi	Mardi	Mercredi
1re semaine	Repos.	1 heure en Zone 2 avec 10 minutes de Tempo sur terrain plat.	30 minutes en Zone 1. Séance de récupération.
2e semaine	Repos.	1 heure en Zone 2 avec 15 minutes de Tempo sur terrain plat.	30 minutes en Zone 1. Séance de récupération.
3e semaine	Repos.	1 heure en Zone 2 avec 20 minutes de Tempo sur terrain plat.	30 minutes en Zone 1. Séance de récupération.
4e semaine	Repos.	30 minutes en Zone 1, séance de récupération.	30 minutes en Zone 1. Séance de récupération.
5e semaine	Repos.	1 heure en Zone 2 avec 30 minutes de Tempo sur terrain plat.	30 minutes en Zone 1. Séance de récupération.
6e semaine	Repos.	1 heure en Zone 2 avec 30 minutes de Tempo sur terrain plat.	30 minutes en Zone 1. Séance de récupération.
7e semaine	Repos.	1 heure en Zone 2 avec 30 minutes de Tempo sur terrain plat.	30 minutes en Zone 1. Séance de récupération.

Jeudi	Vendredi	Samedi	Dimanche
1 heure en Zone 2 avec 10 minutes de Tempo sur terrain plat.	45 minutes en Zone 2 avec 10 minutes de Pédalage rapide sur terrain plat.	1 heure en Zone 2 avec 15 minutes de Tempo sur terrain plat.	1 heure et demie en Zone 2 avec 20 minutes de Tempo sur terrain bosselé.
1 heure en Zone 2 avec 10 minutes de Tempo sur terrain plat.	45 minutes en Zone 2 avec 10 minutes de Pédalage rapide sur terrain plat.	1 heure en Zone 2 avec 15 minutes de Tempo sur terrain plat.	1 heure et demie en Zone 2 avec 25 minutes de Tempo sur terrain bosselé.
1 heure en Zone 2 avec 15 minutes de Tempo sur terrain plat.	45 minutes en Zone 2 avec 10 minutes de Pédalage rapide sur terrain plat.	1 heure en Zone 2 avec 15 minutes de Tempo sur terrain plat.	1 heure et demie en Zone 2 avec 30 minutes de Tempo sur terrain bosselé.
30 minutes en Zone 1, séance de récupération.	1 heure en Zone 2 avec 3 sprints plats de 10 secondes avec 10 secondes de récupération entre chaque.	1 heure en Zone 2 avec 15 minutes de Tempo sur terrain plat.	1 heure et demie en Zone 2 avec 30 minutes de Tempo sur terrain bosselé.
1 heure en Zone 2 avec 10 minutes de Tempo sur terrain plat.	45 minutes en Zone 2 avec 10 minutes de Pédalage rapide sur terrain plat.	1 heure en Zone 2 avec 20 minutes de Tempo sur terrain plat.	1 heure et demie en Zone 2 avec 40 minutes de Tempo sur terrain bosselé.
1 heure en Zone 2 avec 20 minutes de Tempo sur terrain plat.	45 minutes en Zone 2 avec 10 minutes de Pédalage rapide sur terrain plat.	1 heure en Zone 2 avec 20 minutes de Tempo sur terrain plat.	1 heure et demie en Zone 2 avec 50 minutes de Tempo sur terrain bosselé.
1 heure en Zone 2 avec 20 minutes de Tempo sur terrain plat.	45 minutes en Zone 2 avec 10 minutes de Pédalage rapide sur terrain plat.	1 heure en Zone 2 avec 20 minutes de Tempo sur terrain plat.	1 heure et demie en Zone 2 avec 60 minutes de Tempo sur terrain bosselé.

Confirmé

	Lundi	Mardi	Mercredi
1re semaine	30-45 minutes en Zone 1 à allure modérée sur terrain plat.	30-45 minutes en Zone 1 à allure modérée sur terrain plat.	30-45 minutes en Zone 1 à allure modérée sur terrain plat.
2e semaine	30-45 minutes en Zone 1 à allure modérée sur terrain plat.	30-45 minutes en Zone 1 à allure modérée sur terrain plat.	30-45 minutes en Zone 1 à allure modérée sur terrain plat.
3e semaine	30-45 minutes en Zone 1 à allure modérée sur terrain plat.	30-45 minutes en Zone 1 à allure modérée sur terrain plat.	30-45 minutes en Zone 1 à allure modérée sur terrain plat.
4e semaine	30-45 minutes en Zone 1. Séance de récupération.	30-45 minutes en Zone 1. Séance de récupération.	Repos.
5e semaine	30-45 minutes en Zone 1 à allure modérée sur terrain plat.	30-45 minutes en Zone 1 à allure modérée sur terrain plat.	30-45 minutes en Zone 1 à allure modérée sur terrain plat.
6e semaine	30-45 minutes en Zone 1 à allure modérée sur terrain plat.	30-45 minutes en Zone 1 à allure modérée sur terrain plat.	30-45 minutes en Zone 1 à allure modérée sur terrain plat.
7e semaine	30-45 minutes en Zone 1 à allure modérée sur terrain plat.	30-45 minutes en Zone 1 à allure modérée sur terrain plat.	30-45 minutes en Zone 1 à allure modérée sur terrain plat.

Jeudi	Vendredi	Samedi	Dimanche
2 heures en Zone 2 avec 3 Intervalles de puissance de 3 minutes avec 3 minutes de récupération entre chaque.	30-45 minutes en Zone 1 à allure modérée sur terrain plat.	2 heures en groupe sur terrain accidenté à allure soutenue avec des changements de rythme constants.	2 heures d'endurance sur terrain bosselé en restant en Zones 2 et 3. Allure tranquille à modérée.
2 heures en Zone 2 avec 3 Intervalles de puissance de 3 minutes avec 3 minutes de récupération entre chaque.	30-45 minutes en Zone 1 à allure modérée sur terrain plat.	2 heures en groupe sur terrain accidenté à allure soutenue avec des changements de rythme constants.	2 heures et demie d'endurance sur terrain bosselé en restant en Zones 2 et 3. Allure tranquille à modérée.
2 heures en Zone 2 avec 3 Intervalles de puissance de 3 minutes avec 3 minutes de récupération entre chaque.	30-45 minutes en Zone 1 à allure modérée sur terrain plat.	2 heures en groupe sur terrain accidenté à allure soutenue avec des changements de rythme constants.	3 heures d'endurance sur terrain bosselé en restant en Zones 2 et 3. Allure tranquille à modérée.
30-45 minutes en Zone 1, séance de récupération.	1 heure en Zone 2 avec 4 Sprints plats de 10 secondes avec 5-10 minutes de récupération entre chaque.	2 heures en groupe sur terrain accidenté à allure soutenue avec des changements de rythme constants.	2 heures et demie d'endurance sur terrain bosselé en restant en Zones 2 et 3. Allure tranquille à modérée.
2 heures en Zone 2 avec 3 Intervalles de puissance de 3 minutes avec 3 minutes de récupération entre chaque.	30-45 minutes en Zone 1 à allure modérée sur terrain plat.	2 heures en groupe sur terrain accidenté à allure soutenue avec des changements de rythme constants.	2 heures et demie d'endurance sur terrain bosselé en restant en Zones 2 et 3. Allure tranquille à modérée.
2 heures en Zone 2 avec 3 Intervalles de puissance de 3 minutes avec 3 minutes de récupération entre chaque.	30-45 minutes en Zone 1 à allure modérée sur terrain plat.	2 heures en groupe sur terrain accidenté à allure soutenue avec des changements de rythme constants.	3 heures d'endurance sur terrain bosselé en restant en Zones 2 et 3. Allure tranquille à modérée.
2 heures en Zone 2 avec 3 Intervalles de puissance de 3 minutes avec 3 minutes de récupération entre chaque.	30-45 minutes en Zone 1 à allure modérée sur terrain plat.	2 heures en groupe sur terrain accidenté à allure soutenue avec des changements de rythme constants.	3 heures et demie d'endurance sur terrain bosselé en restant en Zones 2 et 3. Allure tranquille à modérée.

9

Techniques d'entraînement et séances types

Vous rêvez de grimper avec les meilleurs, concentrez donc vos efforts sur les ascensions. Vous voulez gagner une course au sprint, travaillez avant tout votre technique de sprint. Ces affirmations peuvent vous paraître simplistes mais, bien trop souvent, les programmes d'entraînement pour les professionnels sont tellement exhaustifs qu'il est impossible de s'améliorer dans un domaine précis. Prenez par exemple cette semaine type :

Lundi : Sortie facile, cadence limitée.
Mardi : Séance de sprints.
Mercredi : Séance de montées.
Jeudi : Séance de contre-la-montre.
Vendredi : Sortie facile.
Week-end : Compétition ou sortie en groupe.

Ce programme diversifié vous permettra d'être affûté physiquement et motivé si vous pratiquez le cyclisme pour votre plaisir. En revanche, un athlète désireux de progresser ne sera pas entièrement satisfait car cette approche n'est pas idéale. Vous ne pourrez pas atteindre vos objectifs dans un domaine particulier si vous travaillez tout à la fois, le sprint, le contre-la-montre et les ascensions. Sans compter que cette approche ne permet pas de développer la capacité aérobie, pourtant cruciale. Enfin, votre corps ne va pas pouvoir s'adapter suffisamment à l'effort et vous permettre d'obtenir les résultats escomptés.

Le secret : la simplicité

La clef pour progresser dans un domaine précis est de s'atteler, une semaine durant, au même exercice, avant de passer à un autre. Cette approche, communément appelée la périodisation, a vu le jour en Europe de l'Est. Elle permet aux muscles ainsi qu'à votre tissu musculaire de s'adapter complètement aux demandes d'efforts. Cela facilite également la planification de votre entraînement.

Chris a pour la première fois utilisé cette méthode au printemps 1991, lorsque l'équipe junior américaine, qui comptait dans ses rangs Lance Armstrong, était en stage en Italie. Les jeunes espoirs avaient travaillé le sprint pendant un mois, puis avaient peaufiné leur technique de contre-la-montre pendant la même période avant de finir par un mois d'ascensions. Ils s'étaient pris au jeu et les résultats avaient été à la hauteur des espérances.

Il est évident que vous n'allez pas devenir un pur grimpeur ou un sprinter hors pair en seulement 4 semaines. Mais, en vous concentrant sur une technique en particulier pendant un laps de temps suffisant, vous allez gagner en confiance et vous améliorer progressivement au cours de la saison et au fil des années.

LES PRINCIPES DE BASE

Comment savoir comment vous réagirez en compétition si vous n'allez pas dans vos derniers retranchements lors des entraînements ? Que vous souhaitiez parcourir 100 kilomètres en moins de 6 heures, pédaler plus vite en contre-la-montre, finir sur un podium ou battre votre grand rival du club voisin, il faudra, à un moment ou à un autre, que vous vous testiez à l'entraînement. Les adeptes de la vieille école appelaient cela « secouer son corps ». Et s'il est vrai que cela peut effectivement vous secouer physiquement, en tout cas au début, les résultats ne se font jamais trop attendre.

L'objectif visé doit vous servir à élaborer vos séances. Pour travailler l'endurance, il faut ainsi doubler son kilométrage habituel. Au lieu de rouler 75 kilomètres chaque week-end, faites-en 150. Tandis qu'une personne qui veut augmenter sa vitesse roulera à 30 km/h au lieu des 25 habituels. Les conseils suivants vous aideront à progresser.

Une récupération plus longue

Dès que vous augmentez la charge de travail, il est important d'allonger la phase de récupération. Elle doit être de 30 minutes à 2 heures, effectuée à un rythme lent sur un petit développement et, si possible, sur terrain plat. Cette phase de récupération active va accélérer le processus de régénération de vos muscles en stimulant la circulation de l'acide lactique. (Pour de plus amples informations sur la récupération, voir page 141.)

Adaptez vos efforts

Le concept paraît simple, mais il est souvent oublié : travaillez davantage le domaine dans lequel vous voulez progresser. Si vous voulez gagner en vitesse, augmentez le nombre de séries. Si vous cherchez à être plus résistant, parcourez plus de kilomètres. En revanche, un cycliste de bon niveau qui, pour des raisons professionnelles et familiales, ne peut pas s'entraîner quatre fois par semaine mais vise néanmoins un 100 kilomètres en moins de 6 heures peut intégrer des séances de sprints dans son programme. Il peut également doubler l'entraînement le week-end en fonction de son emploi du temps.

Travaillez par paliers

L'augmentation régulière de la charge de travail va vous renforcer musculairement. Vous allez être plus rapide, plus résistant et il va donc falloir adapter vos séances en fonction de vos progrès. Vous pouvez ainsi augmenter le nombre et l'intensité des séries, diminuer la période de récupération ou allonger les segments de travail. Lorsque Lance Armstrong et George Hincapie étaient juniors, ils parcouraient en moyenne entre 60 et 90 kilomètres au cours de leurs séances d'endurance. Aujourd'hui, ils parcourent le double. Voilà ce qu'on appelle une réelle progression.

ÉLARGISSEZ VOTRE RÉPERTOIRE

Une fois que vous aurez terminé l'un des programmes de Chris Carmichael, vous aurez peut-être envie de vous améliorer dans d'autres domaines. Vous rêvez désormais d'un coup de pédale plus puissant, d'un seuil lactique plus élevé, voire d'une plus grande efficacité en danseuse. Tout cela est possible si vous suivez attentivement les conseils qui suivent. Il n'est pas nécessaire d'ajouter de nouveaux exercices si vous désirez vous concentrer sur certains objectifs précis. Pour progresser en sprint, reportez-vous à la page 259, et, pour vous améliorer en montée, allez à la page 243.

Endurance

L'objectif : Augmenter votre endurance aérobie.

Où : Une route relativement plane avec quelques côtes.

Comment : Vous devez rouler avec un développement assez facile pour avoir une cadence d'environ 85 à 95 tours par minute (tpm). Changez de vitesse dans les montées pour maintenir cette cadence en demeurant assis sur la selle.

Pour cet exercice, vous devez vous entraîner à environ 70 % de votre fréquence cardiaque maximale, afin de rester en aérobie et ne pas accumuler d'acide lactique. C'est une séance qui peut être programmée tout au long de l'année et complétée avec les exercices Force d'appui et Intervalles de puissance. Assurez-vous que 95 % de votre séance soit bien effectuée dans la Zone visée. Il n'y a pas de récupération durant cette séance.

Descriptif de l'exercice :

- Durée totale : de 60 à 300 minutes en Zones 2 et 3.
- Échauffement d'1 heure en Zone 2.
- Augmentez la durée totale de 15 minutes toutes les deux semaines jusqu'à ce que vous rouliez pendant 5 heures d'affilée.

Les zones d'entraînement

Zone	% de votre fréquence cardiaque maximale	Description
1	60 à 65	Allure tranquille, récupération
2	65 à 70	Endurance
3	70 à 80	Capacité aérobie
4	80 à 85	Seuil lactique
5	86 et +	Capacité aérobie maximale et augmentation de la VO_2 max

Coup de pédale

L'objectif : Un coup de pédale plus souple et efficace.

Où : De préférence sur un home-trainer.

Comment : Ne fixez qu'un pied sur une pédale, et laissez l'autre ballant, en prenant garde de ne pas le mettre dans l'axe du pédalier. Pendant que vous pédalez, imaginez que vous essayez d'enlever de la boue collée à vos chaussures. Appuyez bien sur la pédale au sommet de la rotation.

Attention : Cet exercice peut provoquer certains traumatismes au genou s'il est effectué à une trop grande intensité.

Descriptif de l'exercice :

- Durée totale : 60 minutes en Zone 3.
- 2 × 3 séries de 30 à 60 secondes pour chaque jambe.
- 5 à 7 minutes de récupération entre les deux séries.

Régularité du rythme

L'objectif : Augmenter votre seuil lactique.

Où : Aucune recommandation particulière.

Comment : Le parcours n'a pas d'importance à partir du moment où vous restez en Zone 4. La cadence de pédalage peut varier entre 70 et 80 tpm pour les montées et 85 à 95 tpm sur terrain plat.

Descriptif de l'exercice :

- Durée totale : 75 minutes en Zone 2.
- 2 séries de 20 minutes en Zone 4.
- 15 minutes de récupération entre les séries.

Intervalle en pyramide

L'objectif : Augmenter votre puissance anaérobie, le seuil lactique et la répétition d'efforts courts et violents.

Où : De préférence sur un home-trainer ou sur du plat.

Comment : Le développement peut être modéré mais la cadence doit être supérieure à 110 tpm. Commencez la série à un rythme soutenu puis continuez l'exercice en danseuse. Si vous en ressentez la nécessité, changez de vitesse afin de maintenir une cadence élevée. Votre fréquence cardiaque va être constamment proche de son maximum. Vous allez entraîner vos muscles à la répétition d'efforts. Chaque série est plus courte que la précédente et le temps de récupération plus limité. Il vous sera difficile de bien récupérer entre chaque série.

Descriptif de l'exercice :

- Durée totale : 75 minutes en Zone 2.
- 2 × 4 séries selon le modèle suivant :
  - 120 secondes d'effort maximum, 120 secondes de récupération.
  - 90 secondes d'effort maximum, 90 secondes de récupération.
  - 60 secondes d'effort maximum, 60 secondes de récupération.
  - 30 secondes d'effort maximum, 30 secondes de récupération.
- 5 minutes de récupération avant d'entamer une nouvelle série.

Force d'appui

L'objectif : Augmenter votre puissance en position assise.

Où : Une route assez plane avec un léger vent de dos.

Comment : Le développement ne doit pas excéder 53×12 ou 53×13. Vous devez éprouver des difficultés à pédaler, quel que soit votre niveau. Commencez chaque séance à une vitesse moyenne de 25 à 30 km/h.

Appuyez sur les pédales aussi fortement que possible. Concentrez-vous sur votre coup de pédale. Gardez le haut du corps aussi droit que possible. Laissez vos jambes faire le travail. Chaque série doit durer environ 15 à 20 secondes avec 5 minutes de récupération. Cet exercice agit sur votre capacité anaérobie. Votre pouls n'aura pas le temps de répondre à la demande d'énergie.

Descriptif de l'exercice :
- Durée totale : 45 minutes en Zone 2.
- 3 séries de 15 à 20 secondes, effort maximal.
- 5 minutes de récupération.

Travail en puissance

L'objectif : Développer la capacité musculaire pour les ascensions.

Où : Une longue ascension de 5 à 8 % ou sur un home-trainer avec la roue avant placée 8 à 12 centimètres plus haut que la roue arrière.

Comment : La cadence de pédalage doit être basse (50 à 55 tpm) et la fréquence cardiaque peu élevée. Utilisez un développement de 53×12 à 53×15. Cet exercice requiert beaucoup d'énergie et de force dans vos quadriceps. Vous ne devez pas bouger le haut du corps. Votre objectif est d'emmener un gros développement dans la bosse.

Descriptif de l'exercice :
- Durée totale : 60 minutes en Zone 2.
- 2 séries de 8 minutes en Zone 3.
- 10 minutes de récupération entre chaque série.

Accélérations

L'objectif : Simulation de la course en peloton.

Où : Sur un home-trainer, ou sur du plat avec vent de dos.

Comment : Cet exercice est composé de plusieurs séries de sprints avec des développements progressifs. Roulez à 25 km/h puis lancez un sprint. Utilisez vos bras sur le guidon. Concentrez-vous sur votre coup de pédale. Vous allez tourner les jambes très rapidement mais ne changez pas de vitesse. Asseyez-vous puis maintenez cette cadence élevée. Vous ne devez pas bouger le haut du corps ni vous déhancher. Gardez votre tête droite jusqu'à la fin du sprint. Cet exercice simule la vitesse progressive d'un peloton.

Descriptif de l'exercice :

- Durée totale : 75 minutes en Zone 2.
- 3 × 3 séries de 15 secondes avec les développement suivants :
  - 1er sprint : 42×17 ou 42×16
  - 2e sprint : 52×17 ou 52×16
  - 3e sprint : 52×15 ou 52×14
- 3 à 5 minutes de récupération entre chaque sprint. Ayez bien recouvré vos moyens avant de débuter une nouvelle série.

Séries au seuil lactique

L'objectif : Gagner en puissance au-dessus de votre seuil lactique.

Où : Sur un home-trainer ou sur une route plate.

Faites comme LANCE

Régularité du rythme : 2 à 6 × 15-30 minutes à 178-180 pulsations/minute

Travail en puissance : 2 à 6 × 20-30 minutes à 152-154 pulsations/minute

Séance de Tempo : 2-3 heures à 158-160 pulsations

Sortie longue : 5-6 heures

Comment : Votre développement doit être souple et votre cadence supérieure à 100 tpm. Approchez-vous progressivement de votre seuil lactique (80 à 85 % de la fréquence cardiaque maximale). Maintenez ce rythme pendant 5 minutes puis augmentez votre fréquence de 3 à 5 pulsations par minute. Maintenez ce niveau pendant 1 minute. Puis revenez à votre seuil lactique. Continuez cet exercice pendant 10 à 15 minutes. Cet exercice vous fait travailler votre résistance à haut niveau d'acide lactique et vous permettra de mieux gérer ce type d'effort. Dans le programme de Chris, les séries au-dessus du seuil lactique n'excèdent pas 2 à 3 minutes alors que les séries en seuil sont de 5 à 10 minutes. Le niveau seuil est très exigeant physiquement, il vous faut donc suivre à la lettre le plan d'entraînement.

Descriptif de l'exercice :

- Durée totale : 10 à 20 minutes en Zone 4.
- 2 à 4 séries : 5-10 minutes en dessous du seuil, 2-3 minutes au-dessus.
- 10 à 15 minutes de récupération entre chaque série.

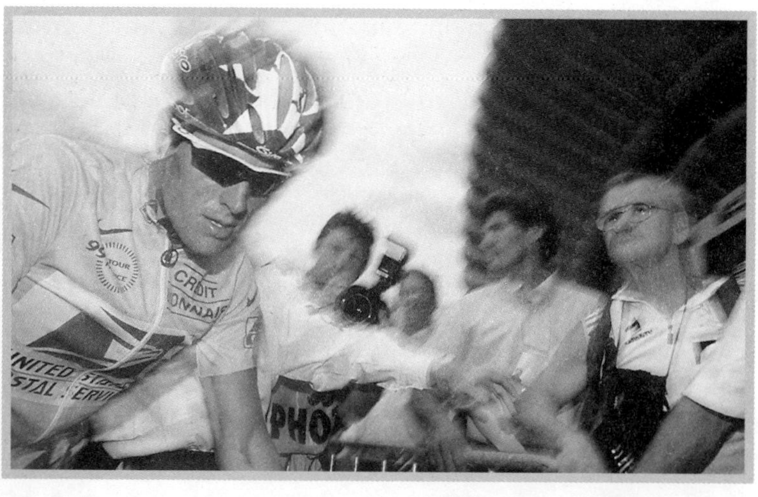

10

Récupération

S'entraîner, rouler, encore et encore. Pour beaucoup de cyclistes passionnés, la saison se résume ainsi. Et c'est justement là qu'ils commettent une grave erreur. En utilisant toute leur énergie pour l'entraînement et les compétitions, ils en oublient que leurs progrès dépendront également de la qualité de leur récupération.

Pour être performant tout au long de la saison, vos muscles doivent récupérer et se reconstituer après une période d'effort intense. Plus la récupération sera rapide et plus vous serez performant. Vous devez donc vous appliquer autant sur votre récupération que sur votre préparation. De la même manière que vous pouvez conditionner votre corps à mieux grimper les côtes, vous pouvez le préparer à mieux récupérer et à revenir encore plus fort après l'avoir poussé dans ses derniers retranchements.

Rouler pour se reposer

Il ne fait aucun doute que le meilleur entraînement sera toujours la course. La compétition développe votre sens tactique, votre endurance, votre vitesse et votre puissance mieux que n'importe quelle séance. Mais dès que vous rentrez dans une logique de

La récupération idéale

Si vous roulez	Vous avez besoin de
De 0 à 6 h à une intensité endurance	8 heures
De 30 à 60 min à l'intensité Tempo	8 à 10 heures
De 75 à 120 min à l'intensité Tempo	24 à 36 heures
De 15 à 45 min au seuil lactique	24 heures
De 60 à 90 min au seuil lactique	24 à 36 heures
De 10 à 30 min au-dessus du seuil lactique	24 à 36 heures
45 min et plus au-dessus du seuil lactique	36 à 48 heures

compétition, il vous faut absolument apprendre à récupérer sur le vélo.

Entre chaque course, vous devez trouver le bon équilibre entre vos séances d'entraînement et vos sorties de récupération. Cela vous évitera de plafonner, ou pire encore, de vous surentraîner, ce qui aurait un effet désastreux sur vos performances.

Même les coureurs qui ne font pas de compétition, mais qui se « tirent la bourre » le week-end avec des amis, ont besoin de rouler pour récupérer et permettre à leurs muscles de se régénérer.

Vous devez vous contenter, dans les jours qui suivent les courses ou vos séances d'effort intense, de rouler tranquillement. C'est ce que l'on appelle communément rouler pour se régénérer et récupérer. Les séances de récupération varient en fonction des athlètes mais le principe reste le même : roulez suffisamment pour stimuler une récupération active, mais pas trop pour éviter que cela ne devienne une réelle charge de travail.

N'augmentez pas votre volume d'entraînement mais ne laissez pas non plus votre vélo au garage. Effectuez plutôt une sortie d'une demi-heure à deux heures à 60-65 % de votre rythme cardiaque maximal.

Cette récupération active (bien différente de la récupération « canapé ») accélérera la régénération en stimulant le flux sanguin, en favorisant la circulation des nutritifs et en réduisant les contractions musculaires. Vous serez plus relaxé et pourrez ainsi pleinement profiter de votre sortie.

Si vous n'êtes pas complètement convaincu des bienfaits de la récupération active, penchez-vous un instant sur le cas de Lance Armstrong après sa victoire dans La Flèche-Wallone en 1996. Il avait passé deux heures au-dessus de son seuil lactique pendant la course et, le jour suivant, un jeudi, il s'était octroyé une sortie de 75 minutes à une cadence de 75 à 80 tpm, au rythme cardiaque relativement tranquille de 112 pulsations/minute. Le vendredi, il avait roulé pendant une heure à la même cadence et à un rythme de 115 pulsations/minute. Le samedi, il avait enchaîné avec deux heures à 118 pulsations/minute, entrecoupées par deux périodes d'effort intense : deux fois 5 minutes entre 178 et 183 à deux minutes d'intervalle.

Ces trois jours lui avaient permis de récupérer rapidement des cinq heures d'effort intense fourni sur La Flèche-Wallone. Le 21 avril, il s'était présenté au départ de Liège-Bastogne-Liège frais comme un gardon et prêt à en découdre. Cette fois-ci pourtant, il dut se contenter de la 2e place…

L'encadré « La récupération idéale » vous offre un cadre général pour planifier vos phases de récupération entre les compétitions et les séances d'entraînement. Mais ce n'est qu'un point de départ, car seule la pratique vous permettra de trouver votre équilibre optimal.

Le conseil de **L'ENTRAÎNEUR**

Ne négligez pas la récupération tout au long de la saison, quel que soit votre programme. Chris conseille une semaine de récupération par mois pour régénérer votre corps et garder la fraîcheur mentale. Pour Lance, les semaines de récupération incluent une sortie quotidienne de 1 à 2 heures à un rythme modéré pour permettre aux muscles de se détendre. Pour la plupart des cyclistes, 30 minutes de pédalage chaque jour devraient être suffisantes.

PRENDRE SOIN DE SON CORPS

Même si l'essentiel de la récupération se fait sur un vélo, beaucoup d'autres facteurs entrent en jeu. Ce que vous faites une fois le vélo au garage est tout aussi capital. Lance sait qu'il faut prendre soin de son corps pour pouvoir s'imposer.

Reconstituer ses réserves caloriques

Le processus de récupération commence dès que vous ôtez vos cale-pieds. La priorité est de renouveler le glycogène (sucre dans le sang) dépensé durant l'effort. Même si généralement 20 heures au moins sont nécessaires pour régénérer un muscle fatigué, vous pouvez accélérer le processus en prenant des boissons ou de la nourriture riche en hydrates de carbone 15 à 30 minutes après l'effort. Des recherches ont prouvé que les enzymes, sources de glycogène, sont plus actifs juste après l'effort et, de fait, vous reconstruirez plus rapidement vos réserves caloriques durant cette période.

Ajouter des protéines au repas d'après-course accélérera également votre récupération. Les protéines stimulent l'action de l'insuline, une hormone qui transporte le glucose du sang aux muscles, et favorise le renouvellement du glycogène. Elles aident aussi à réparer les tissus musculaires abîmés.

D'après les nutritionnistes, vous obtiendrez les meilleurs résultats en combinant 1 gramme de protéines pour 3 ou 4 grammes d'hydrates de carbone. Pour un coureur de 70 kilos, cela signifie 75 grammes d'hydrates de carbone et 20 grammes de protéines. S'il vous est difficile d'avaler quelque chose de solide après l'effort, les boissons énergétiques développées ces dernières années contiennent tout ce dont vous avez besoin en hydrates de carbone, protéines et calories.

Boire, boire, boire...

Plus vous roulez intensément, plus vous transpirez, ce n'est un secret pour personne. La plupart des coureurs savent qu'il est capital de bien s'hydrater, mais ils oublient parfois que boire de l'eau n'est pas suffisant pour se reconstituer après un effort harassant. Lorsque vous suez, vous perdez de l'eau, bien sûr, mais aussi des sels minéraux, ou « électrolytes » pour les scientifiques. Il s'agit de sodium, de magnésium et de potassium, que vous utilisez pour contracter ou relâcher vos muscles. Une carence en sels minéraux, ce qui peut arriver pendant un effort violent, provoque les crampes et augmente la fatigue musculaire.

Le meilleur moyen pour rester hydraté, c'est d'abord de prévenir la déshydratation. En gros, cela veut dire qu'il faut boire 250 millilitres toutes les 20 minutes lorsque l'on roule, et emporter avec soi une boisson énergétique en cas d'effort supérieur à une heure. Lorsque vous descendez de vélo après une séance exténuante, il vous est recommandé de boire des jus de fruits et des boissons énergétiques. Elles vous permettront de garder un bon dosage de vos électrolytes.

La règle de base, c'est qu'il ne faut pas perdre plus d'un kilo après un effort intense. Pesez-vous avant et après. Si vous perdez plus d'un kilo, il vous faudra boire un demi-litre en plus par 500 grammes perdus.

Le repos forcé : des vacances pour se régénérer

Lorsqu'on s'entraîne, il n'y a rien de pire que de se blesser ou de tomber malade. Dans certains cas, pourtant, cela peut se révéler un véritable don du ciel. Demandez à Lance : bien qu'il admette qu'il n'aurait jamais arrêté le vélo durant un an de son propre chef, il y fut contraint pour soigner son cancer. Résultat, il est revenu plus fort et plus déterminé que jamais.

C'est un exemple extrême, mais le principe peut s'appliquer à chacun en cas de grippe ou même de fracture de la clavicule. L'important va être de gérer votre période d'arrêt et la manière avec laquelle vous allez reprendre l'entraînement.

Chris estime qu'une période égale à deux fois celle de l'indisponibilité est nécessaire pour récupérer pleinement et retrouver son niveau. Si vous vous êtes arrêté deux semaines, donnez-vous au moins 3 ou 4 semaines pour revenir à votre meilleur niveau de forme. Durant les deux premières semaines de reprise, il faut rouler tranquillement pour activer la circulation et retrouver l'envie d'en faire plus.

Donnez le temps à votre corps de se réadapter. Si vous vous sentez bien, vous pouvez intensifier le travail dès la 3e semaine, mais sans forcer. Selon votre degré de récupération, vous pouvez rajouter quelques séances en 4e semaine. Mais il est capital de ne pas brûler les étapes dans la récupération. C'est en prenant votre temps que vous aurez le plus de chances de retrouver la grande forme.

En cas de blessure, vous aurez parfois la possibilité de pratiquer d'autres activités, qui sont autant de bonnes alternatives, comme la natation ou la randonnée. Elles vous permettront de rester en forme sans compromettre votre guérison.

Vous pouvez toujours demander l'avis de votre médecin au préalable si vous avez un doute.

Évitez les radicaux libres

Repousser ses limites est indispensable pour gagner des courses ou améliorer ses records personnels, mais cela peut aussi avoir des effets secondaires. Lorsque vous produisez un effort intense, votre corps produit plus de radicaux libres, des molécules potentiellement dangereuses qui provoquent des courbatures, voire des lésions des fibres musculaires. Pour bloquer les radicaux libres, vous devez prendre des antioxydants tels que la vitamine C, la vitamine E et de la bêtacarotène. Heureusement, la plupart des cyclistes avertis consomment suffisamment de fruits ou de légumes riches en antioxydants pour garder leurs muscles en bon état. Les experts recommandent aux cyclistes professionnels de prendre des suppléments de vitamine E et de vitamine C.

Bien dormir

Les experts préconisent des nuits de 8 heures, ce que peu d'entre nous atteignent régulièrement. Si vous prenez votre entraînement au sérieux, c'est le moment ou jamais d'appliquer ce conseil. Mais, si vous êtes en quête d'excellence sur votre vélo, il vous faudra dormir davantage.

Lorsque vous dormez, votre corps reconcentre toutes les énergies que vous brûlez dans la journée et les utilise pour se régénérer. Ce travail de régénération devient crucial lorsque vous vous entraînez avec rigueur. Durant ces périodes d'entraînement intensif, vous aurez besoin de 8, voire de 10 heures de sommeil par nuit. C'est d'autant plus important pour les juniors car des études scientifiques ont montré que les adolescents ont besoin de 9 heures de sommeil juste pour garantir une croissance normale. Si, en plus de ça, ils s'entraînent, il ne faut pas lésiner sur le repos.

Si vous n'arrivez pas à faire des nuits de 10 heures, faites comme Lance ou la plupart des professionnels : imposez-vous une sieste. Lorsqu'ils s'entraînent, les pros font la sieste dans l'après-midi, entre 15 heures et 18 heures. Toute période de repos, quel que soit le moment de la journée, est la bienvenue.

LES ÉTIREMENTS

C'est en roulant que vous développerez les muscles de vos jambes, mais le risque existe aussi que se créent raideurs et tensions. C'est pour cela qu'il faut les habituer à retrouver leur souplesse après chaque séance. Lorsque vous contractez vos muscles en position assise, comme sur un vélo, vous courez le risque d'altérer l'élasticité musculaire et la souplesse des articulations. Ces deux facteurs peuvent, avec le temps, affecter votre puissance de pédalage et provoquer des élongations. Le meilleur moyen pour éviter d'avoir des muscles trop raides, des articulations pas assez souples et, finalement, pour prévenir les blessures, est de s'étirer correctement.

Ainsi, après chaque sortie, Lance s'astreint-il à une séance d'étirements de 5 à 10 minutes. L'objectif est de parvenir à assouplir les principaux groupes de muscles. Lentement et avec douceur, étirez-vous suffisamment pour ressentir une bonne tension (attention à ne pas aller jusqu'à la douleur). Tenez la position pendant 20 secondes et vous devriez sentir la tension musculaire diminuer. Si tel n'est pas le cas, faites un étirement moins difficile. Évitez de sautiller ou de bouger pendant les étirements.

Procédez progressivement : dès que vous ne ressentez plus de tension musculaire à un moment donné de votre étirement, augmentez un peu la tension et gardez la position quelques instants encore. Il est capital de respirer lentement et profondément.

Dos et épaules **Extensions allongé**

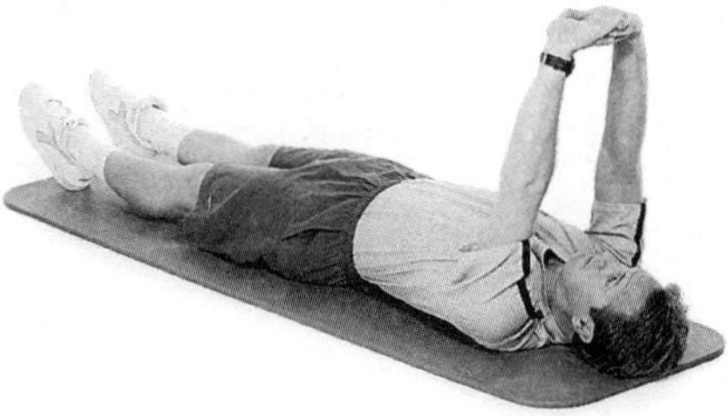

Allongez-vous sur le dos avec les doigts de pieds pointés vers l'avant. Tendez les bras, mains jointes et paumes vers le ciel.

En gardant les bras tendus, baissez les mains jusqu'à ce qu'elles reposent sur le sol derrière votre tête. Gardez la position 20 secondes.

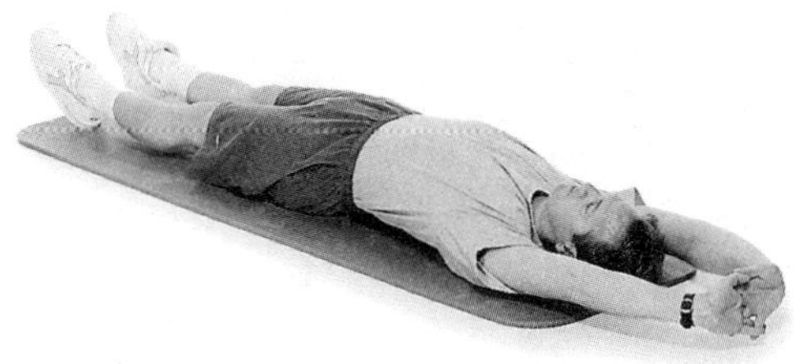

Bas du dos **Dos baissé**

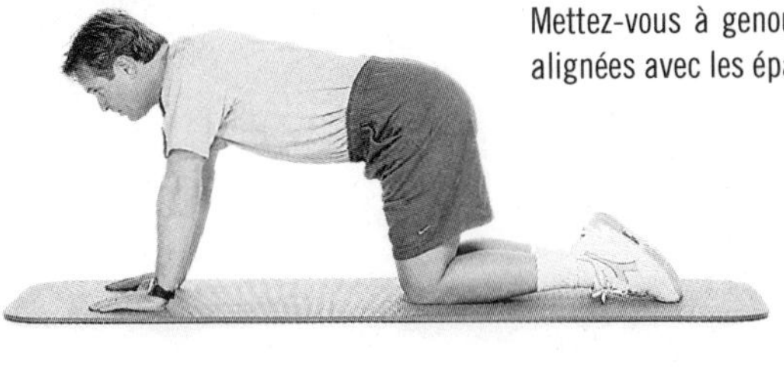

Mettez-vous à genoux, les mains alignées avec les épaules.

Sans bouger les mains, asseyez-vous sur les talons. Vos bras seront tendus et vous allez ressentir l'étirement du dos. Gardez la position 20 secondes.

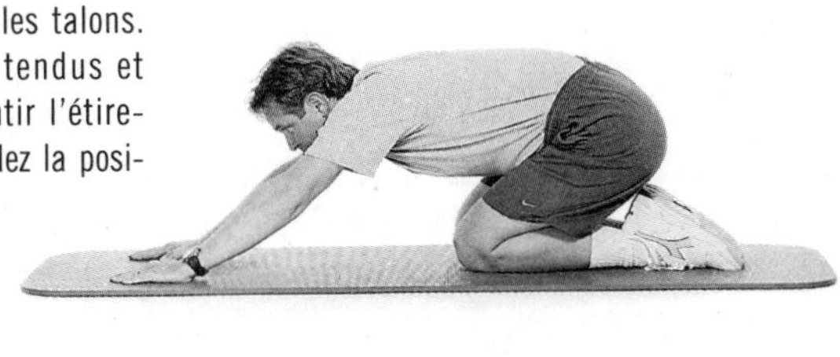

Bas du dos **Le groupé**

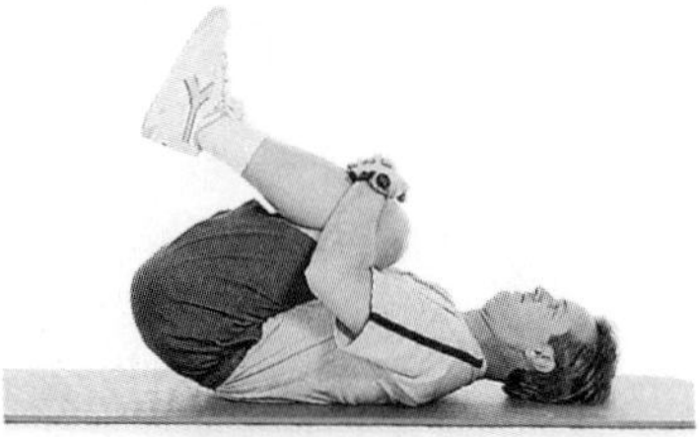

Allongez-vous sur le dos. Placez vos genoux sur la poitrine en tirant avec vos mains sur les tibias. Vos hanches doivent s'élever légèrement. Gardez la position 20 secondes.

Hanches **Jambes tirées**

Allongez-vous sur le dos, jambes tendues. Placez vos mains à l'arrière de la cuisse gauche et ramenez votre genou gauche vers la poitrine. Gardez la position 20 secondes. Revenez à la position de départ et recommencez avec la jambe droite.

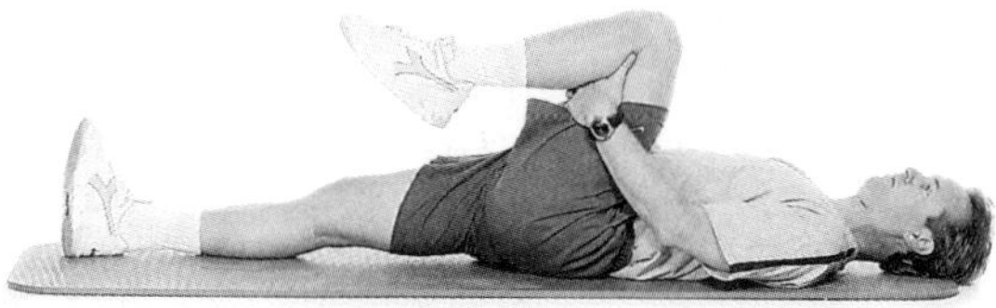

Hanches **Jambes croisées**

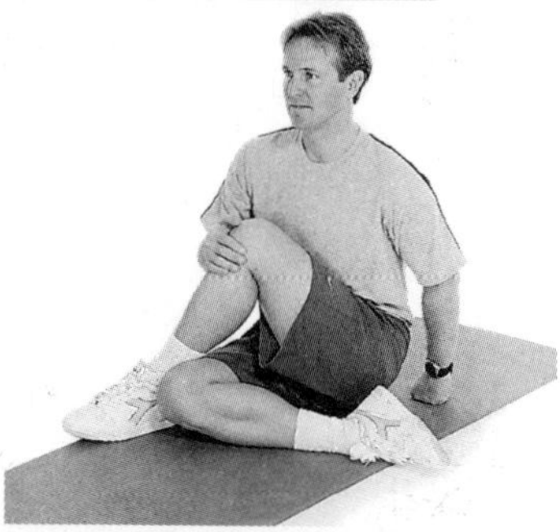

Asseyez-vous sur le tapis avec la jambe droite étendue devant vous. Croisez la jambe gauche au-dessus de votre jambe droite et placez le pied gauche à côté de votre genou droit. Pliez la jambe droite de telle sorte que votre pied droit vienne toucher vos fesses. En gardant le dos droit, tirez doucement sur la jambe en dessous du genou, vers la poitrine. Changez de jambe et recommencez.

Aine, adducteurs **Le papillon**

Asseyez-vous dans la position du papillon : plantes de pieds collées. Poussez doucement sur les genoux avec vos mains ou vos coudes. Maintenez la position 20 secondes.

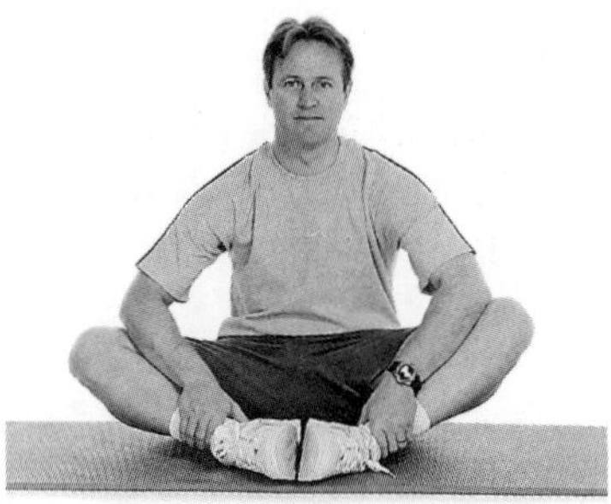

Ischio-jambiers

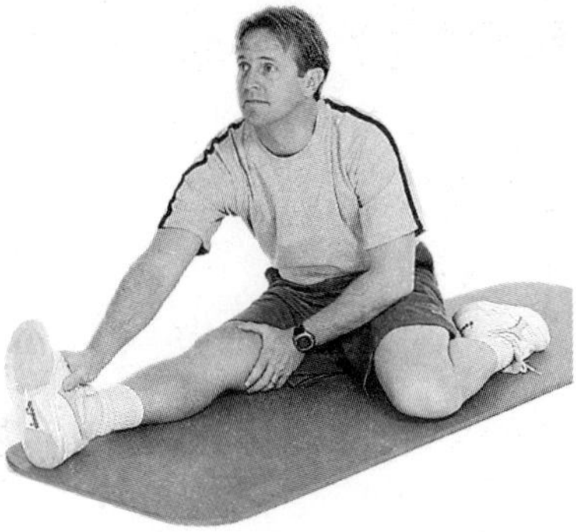

Asseyez-vous, la jambe droite tendue devant vous, la jambe gauche pliée avec le pied derrière les fesses. Posez la main gauche sur votre genou droit. En gardant le dos droit, pliez-vous au niveau du bassin en faisant glisser la main droite vers le pied jusqu'à ce que vous ressentiez une tension dans l'arrière de la jambe. Gardez la position 20 secondes et répétez le mouvement avec l'autre jambe.

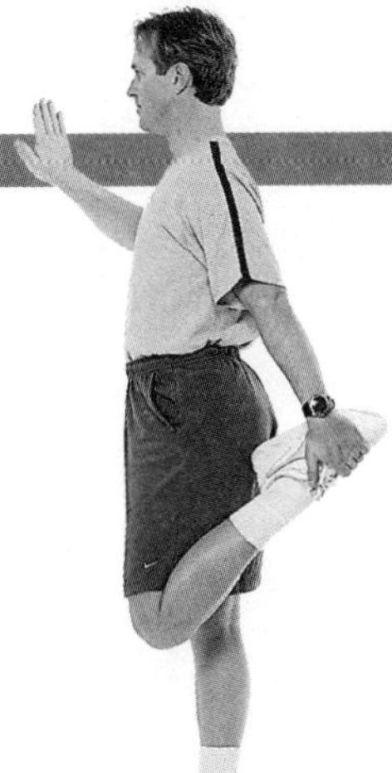

Quadriceps

En vous appuyant sur un mur, pliez votre jambe gauche et attrapez le pied gauche avec la main gauche. En gardant les genoux collés, amenez le talon aux fesses. Gardez la position 20 secondes et faites la même chose avec la jambe droite.

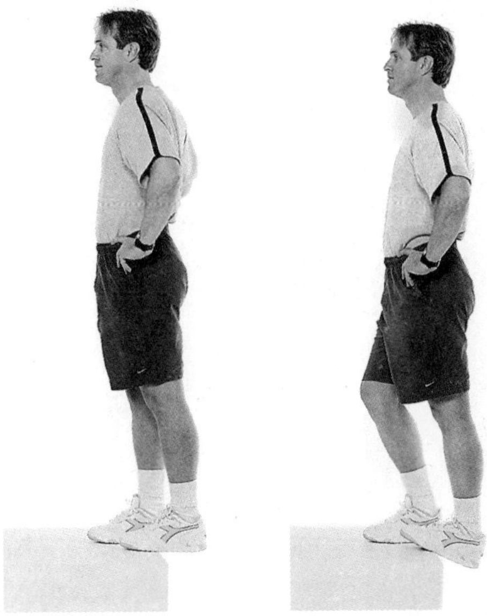

Mollet Le step

Mettez-vous debout sur une marche avec le talon gauche qui dépasse. Baissez le talon et gardez la position 20 secondes. Changez ensuite de pied.

11

Renforcement musculaire

Le cyclisme est très exigeant musculairement pour vos jambes et vos reins. Mais n'allez pas croire que le haut de votre corps ne sera pas sollicité. Même s'il n'est pas ici question de suivre l'entraînement d'un haltérophile, le renforcement musculaire est important, ne serait-ce que pour rester en forme, surtout pour les cyclistes plus âgés.

La musculation et le cyclisme ne sont pas deux activités complémentaires et il est difficile de les pratiquer en même temps. C'est pourquoi il est plus judicieux de s'atteler à la musculation en automne ou en hiver, lorsque les conditions météorologiques ne permettent pas de rouler. Lance commence à travailler dans un gymnase, dès la fin de sa saison. Le renforcement musculaire est un élément clé de son entraînement annuel. En 1998, avant d'effectuer son come-back, il avait passé un nombre considérable d'heures à soulever de la fonte. L'année suivante, après sa victoire dans le Tour de France, il a remis le couvert, de manière encore plus intensive. Il est évident que la musculation est l'une des bases essentielles de sa préparation.

Le conseil de L'ENTRAÎNEUR

Pour travailler l'endurance, mieux vaut soulever une charge légère à de nombreuses reprises, de 15 à 20 fois. À l'inverse, si vous voulez gagner en puissance, tournez-vous vers des charges plus lourdes que vous soulèverez de 4 à 10 fois.

LA PRÉPARATION NÉCESSAIRE

Avant de se lancer dans un programme de musculation, une bonne préparation est nécessaire. Elle vous évitera les blessures et le résultat n'en sera que meilleur.

- Mettez des chaussures de sport afin d'être stable pendant l'exercice, surtout si vous soulevez des barres.

- Portez des habits de sport qui ne risquent pas de vous irriter pendant votre séance.

- Soyez à l'écoute de votre corps. Si vous sentez une légère baisse de forme, arrêtez immédiatement au lieu de forcer en finissant l'exercice.

- Diversifiez vos séances.

- Chaque exercice est constitué de 3 à 5 séries de mouvements à répéter entre 4 et 20 fois. Le nombre de répétitions varie selon votre niveau de forme et votre objectif.

- Pensez à vous échauffer avant chaque séance. Vous pouvez ainsi rouler quelques minutes sur votre home-trainer ou effectuer des étirements.

- Essayez toujours de travailler vos muscles complémentaires les uns après les autres. Ainsi, faites un exercice sollicitant vos triceps avant d'enchaîner sur un second qui fera travailler les biceps. Vous pouvez aussi travailler vos abdos, pectoraux et reins un jour, vos jambes une autre fois et vos bras, votre cou et vos épaules lors d'une troisième séance. En alternant les séances de la sorte, vos muscles ne sont pas tous sollicités au même moment, et peuvent donc récupérer plus rapidement.

- Variez les exercices. Faites 7 à 10 exercices différents au cours d'une séance d'1 heure.

- En fonction de votre disponibilité, effectuez une séance de renforcement musculaire 2 à 3 fois par semaine. L'idéal étant de faire une courte séance quotidienne.

- Récupérez avec des exercices de stretching pendant 5 à 10 minutes. (Reportez-vous au chapitre précédent.)

- Diminuez le nombre de séances dès que la saison reprend. Continuez cependant d'inclure quelques exercices spécifiques pour renforcer le haut de votre corps.

Quelques exercices

La majorité des cyclistes travaillent uniquement leurs jambes et oublient l'importance du haut du corps pour tirer sur le guidon, être en danseuse, sprinter et grimper.

Les épaules et le cou **Barre centrale**

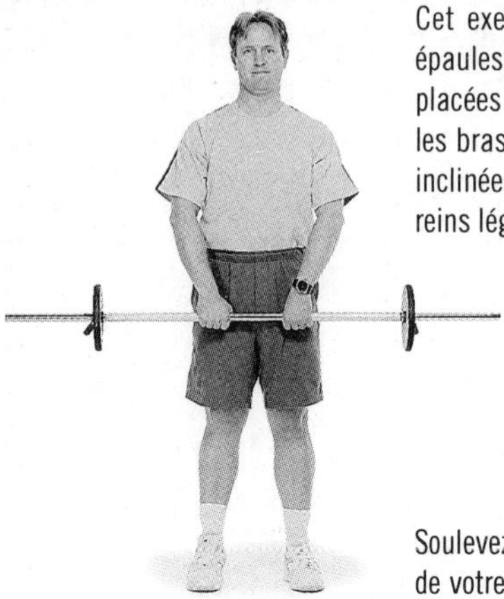

Cet exercice est recommandé pour les trapèzes et les épaules. Mettez-vous debout en tenant une barre les mains placées au centre, les paumes à l'intérieur. Tenez la barre, les bras légèrement pliés. Vos épaules doivent être un peu inclinées vers l'avant. Maintenez le dos bien droit avec les reins légèrement placés vers l'avant.

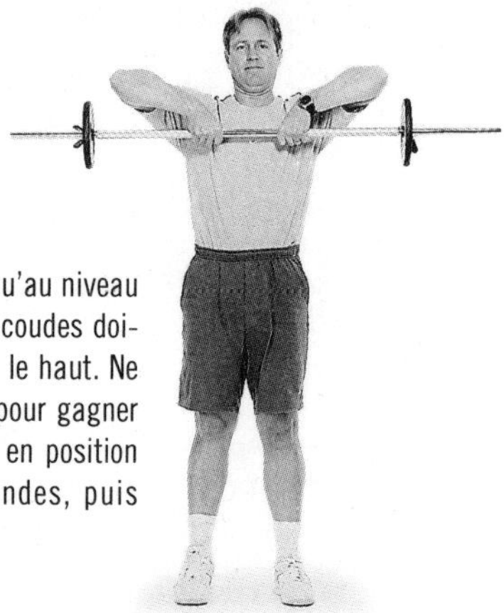

Soulevez la barre jusqu'au niveau de votre poitrine. Vos coudes doivent être écartés vers le haut. Ne vous déhanchez pas pour gagner en puissance. Restez en position pendant 2 à 3 secondes, puis relâchez.

Les épaules et le cou **Haussement des épaules**

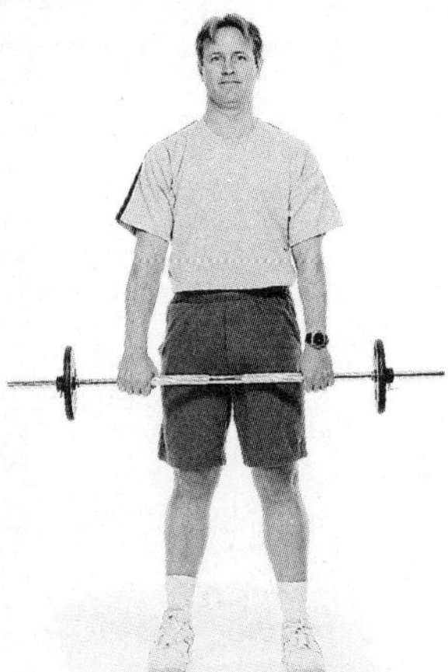

Cet exercice permet de renforcer vos trapèzes. Le mouvement est assez naturel et donc peu traumatisant pour les épaules. Tenez-vous droit, les bras ballants. Tenez une barre, assez légère, les mains écartées de la largeur de vos épaules. Vos pieds sont eux aussi dans l'alignement de vos épaules. Relâchez vos épaules.

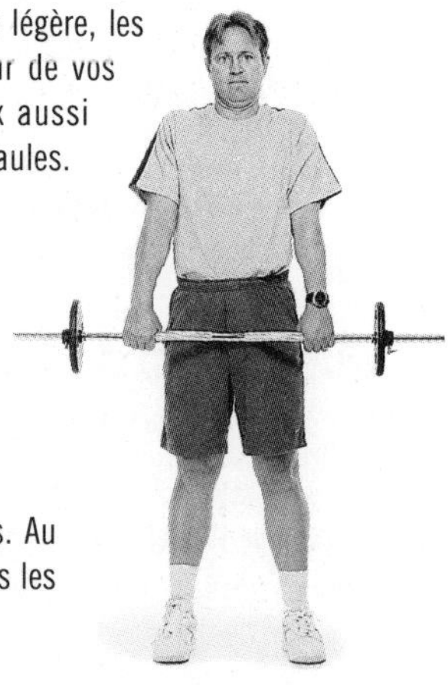

Soulevez la barre en montant les épaules. Au point le plus haut, tournez les épaules vers les oreilles puis abaissez-les vers l'arrière.

Les épaules et le cou Presse avec poids libres

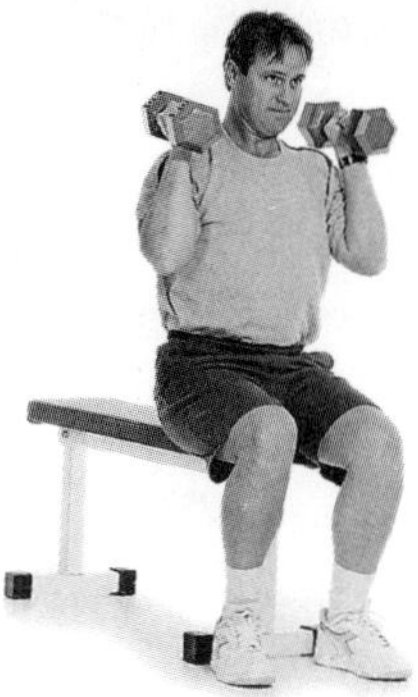

Faites cet exercice sur un banc de musculation. Portez deux haltères en étant assis sur le bord du banc, les jambes légèrement écartées. Vos bras sont pliés. Maintenez les haltères au niveau de vos épaules, les mains à l'intérieur. Vos épaules doivent être en arrière et votre torse en avant. Penchez-vous un peu vers l'avant.

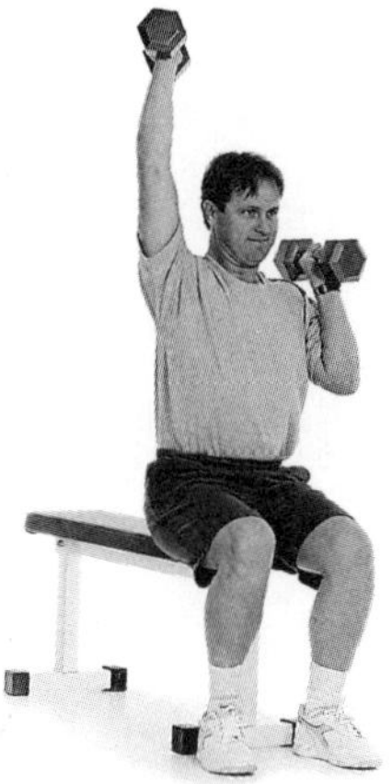

Soulevez l'haltère droite jusqu'à ce que votre bras soit complètement tendu. Baissez puis répétez le même mouvement avec le bras gauche. Et ainsi de suite.

Les épaules et le cou Rotation du corps

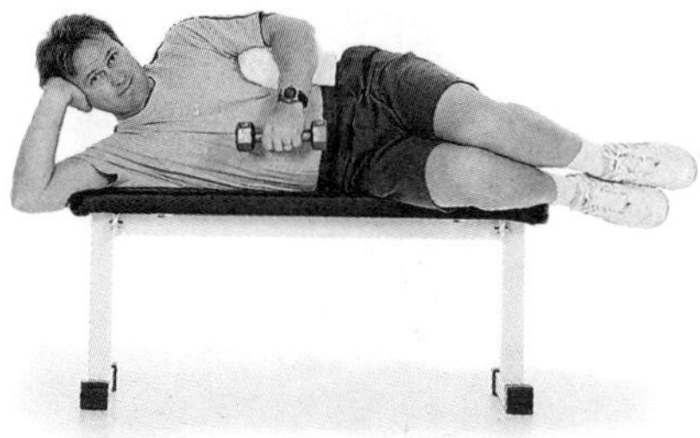

Allongez-vous sur le côté droit en maintenant votre tête avec votre bras droit. Placez une serviette entre votre bras gauche et votre torse, au niveau des côtes. Votre bras gauche doit être incliné à 90 %, de sorte que l'haltère touche quasiment votre ventre.

Soulevez ensuite la petite charge jusqu'à ce que votre bras soit à l'horizontale. Baissez votre bras et répétez ce mouvement entre 10 et 15 fois. Effectuez trois séries puis changez de côté.

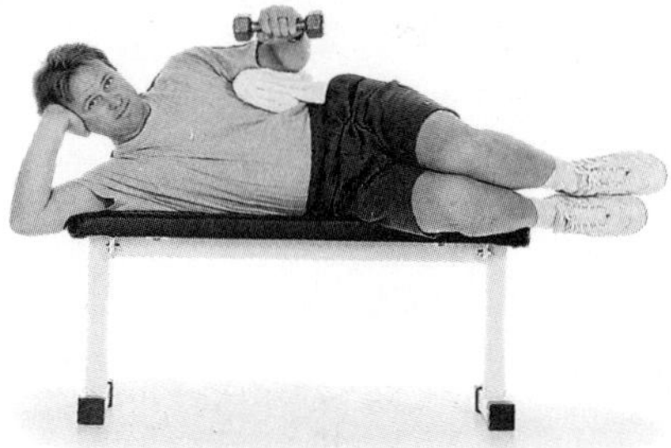

Les pectoraux Exercice sur banc

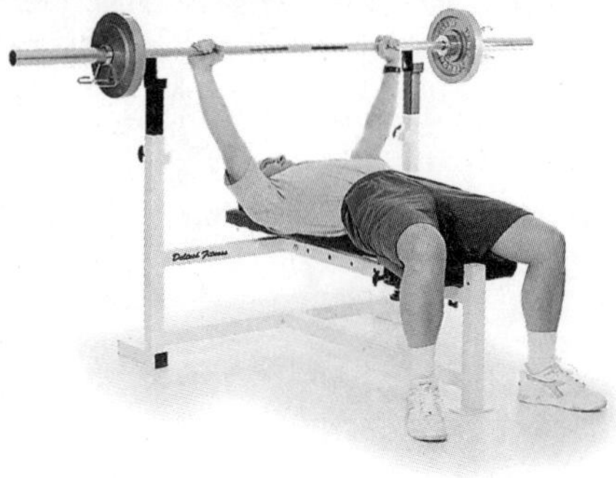

Allongez-vous sur un banc de musculation. Attrapez la barre en vous assurant d'avoir les mains suffisamment écartées, les paumes vers vos pieds. Vos pieds doivent toucher le sol et votre corps doit être bien aligné sur le banc.

Descendez la barre au niveau de la poitrine. Vos coudes doivent être placés vers l'extérieur. Ne vous arc-boutez pas. Remontez la barre et répétez le mouvement.

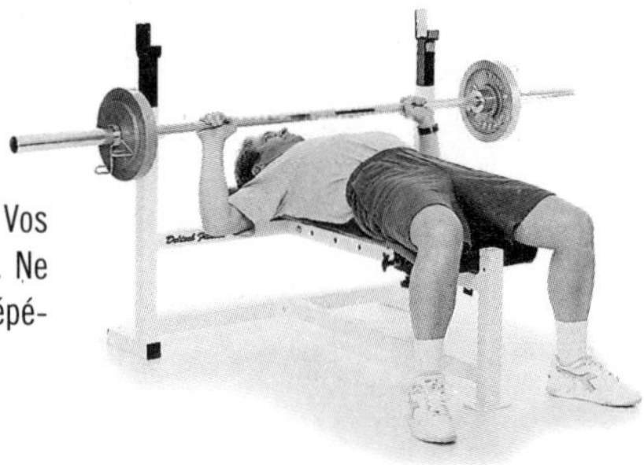

Les pectoraux Exercice sur banc incliné

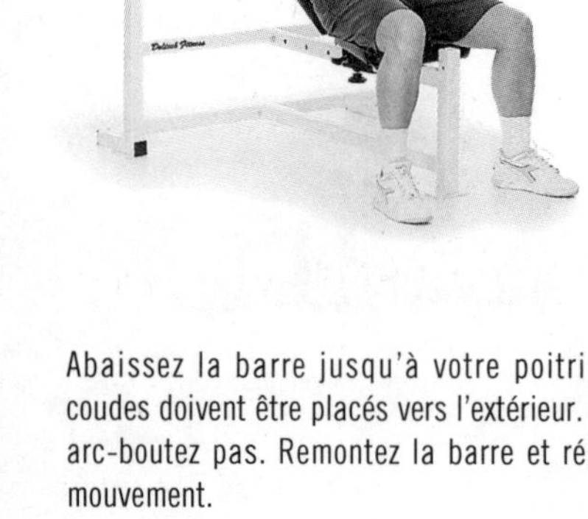

Étendez-vous sur un banc incliné. Prenez la barre en mains en vous assurant de garder les pieds à terre. Votre dos doit rester collé au banc.

Abaissez la barre jusqu'à votre poitrine. Vos coudes doivent être placés vers l'extérieur. Ne vous arc-boutez pas. Remontez la barre et répétez le mouvement.

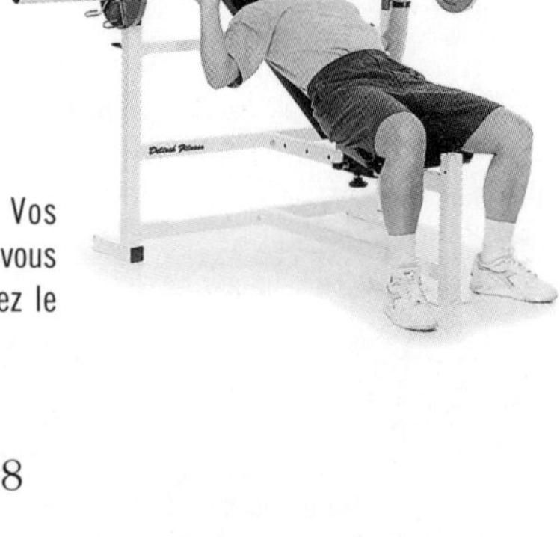

Les bras Flexions avec barre libre (biceps)

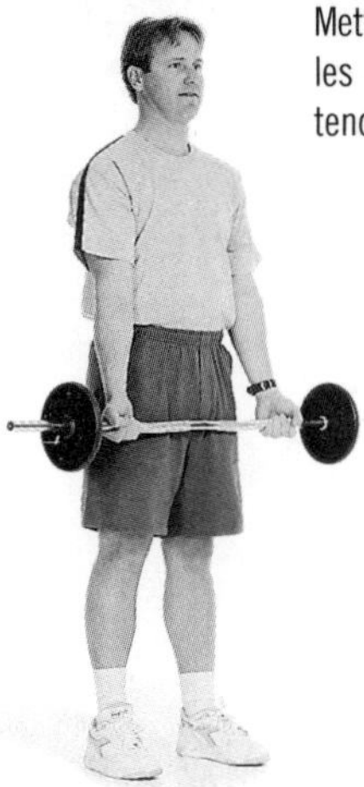

Mettez-vous debout en tenant une barre avec les mains tournées vers l'extérieur, vos bras tendus au maximum.

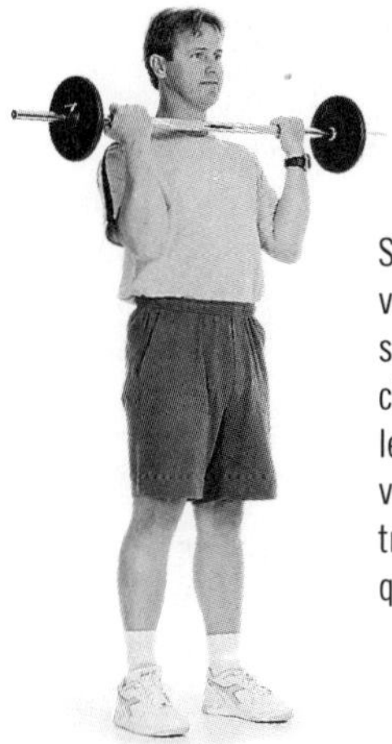

Soulevez la barre jusqu'à vos clavicules puis abaissez-la. Répétez cet exercice lentement en gardant les poignets bien droits. Si vous effectuez l'exercice trop rapidement, vous risquez de vous déhancher.

Les bras Travail des triceps aux haltères

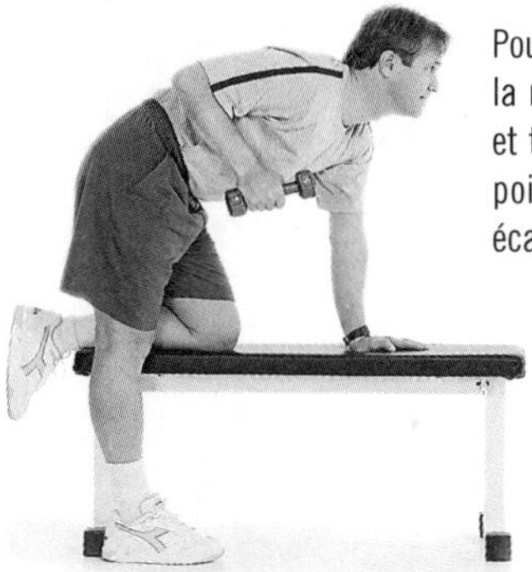

Pour travailler vos triceps, tenez une haltère dans la main droite. Mettez le genou gauche sur le banc et tenez-vous avec votre main gauche. Soulevez le poids jusqu'à votre torse. Votre coude doit être écarté vers l'extérieur. Maintenez le dos bien droit.

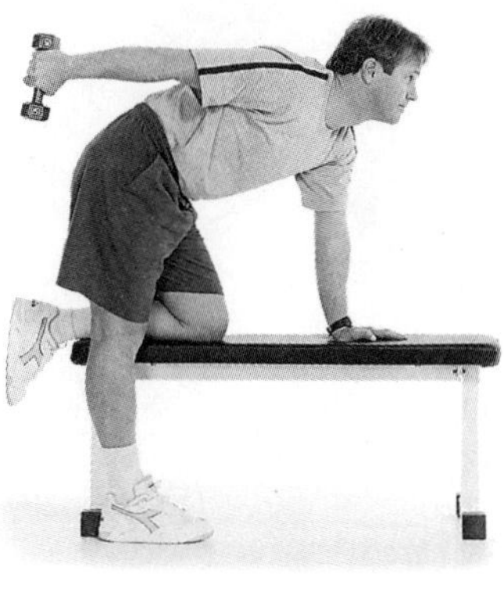

Étirez votre bras derrière vous jusqu'à ce que vous sentiez votre triceps travailler. Ramenez votre bras à son point de départ.

Renforcer la musculature du dos, l'un des points faibles des cyclistes, contribuera à améliorer leur posture et garantira un meilleur coup de pédale, plus particulièrement dans les ascensions.

Le dos **Travail aux haltères**

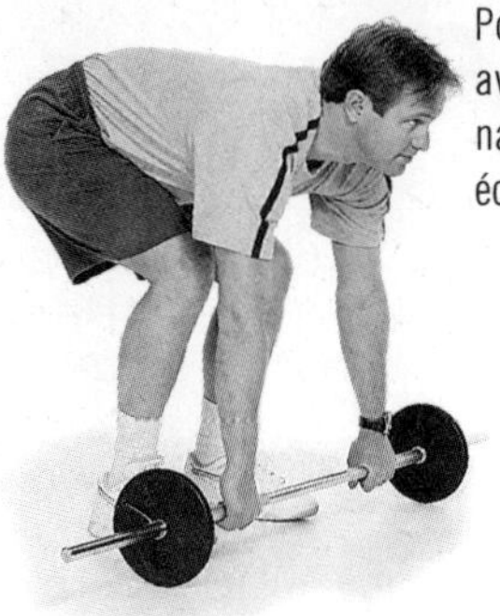

Pour travailler le haut du dos, penchez-vous en avant en gardant le dos bien droit tout en maintenant une barre. Vos pieds doivent être légèrement écartés et vos jambes pliées.

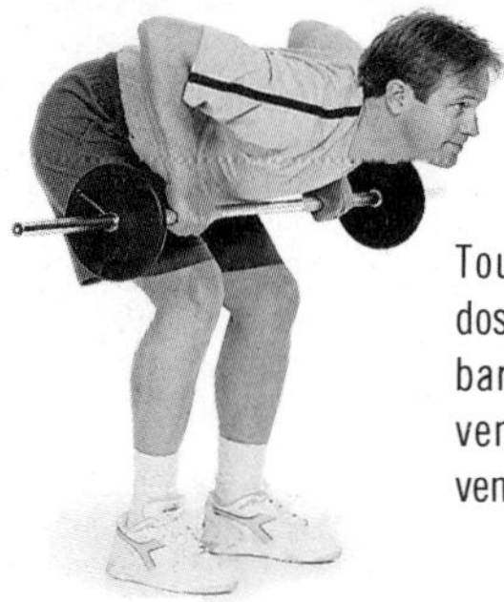

Toujours en gardant le dos bien droit, soulevez la barre jusqu'à votre bas-ventre. Vos coudes doivent pointer vers le haut.

Le dos **Travail des lombaires**

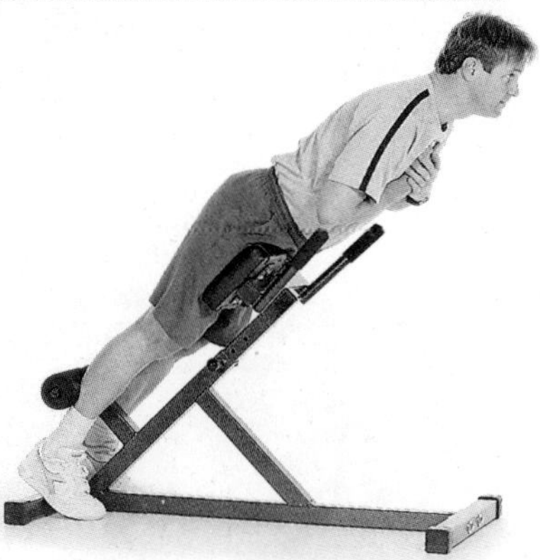

Voici un exercice très efficace pour vos lombaires. Placez-vous sur un appareil destiné au renforcement lombaire. Vos chevilles doivent être bloquées et votre bassin maintenu. Mettez vos bras en croix sur votre poitrine.

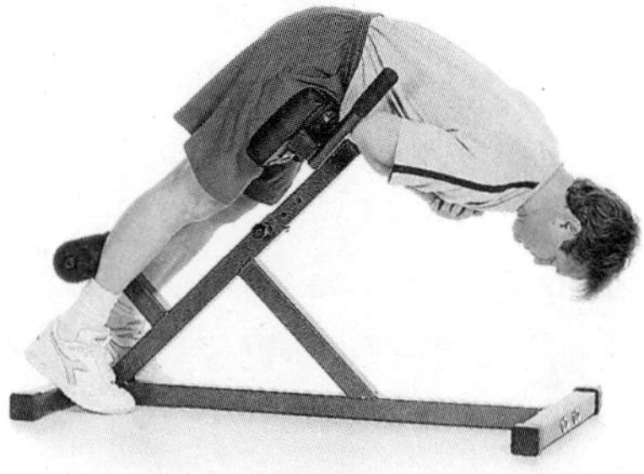

Baissez-vous au maximum pour que votre torse soit à peu près perpendiculaire à vos jambes. Remontez et répétez ce mouvement en faisant trois séries de 20 flexions.

Les cyclistes, comme de nombreuses autres personnes, n'ont pas une bonne ceinture abdominale. Un renforcement de cette partie du corps est primordial, entre autres pour éviter les problèmes de dos. De plus, une belle ceinture abdominale vous sera très utile dans les sprints, les ascensions et les contre-la-montre.

Les abdominaux

Allongez-vous sur le dos et placez les mains derrière la tête ou sur votre poitrine. Ne forcez jamais au niveau du cou pendant l'exercice. Vos pieds doivent être à plat sur le sol, vos genoux pliés.

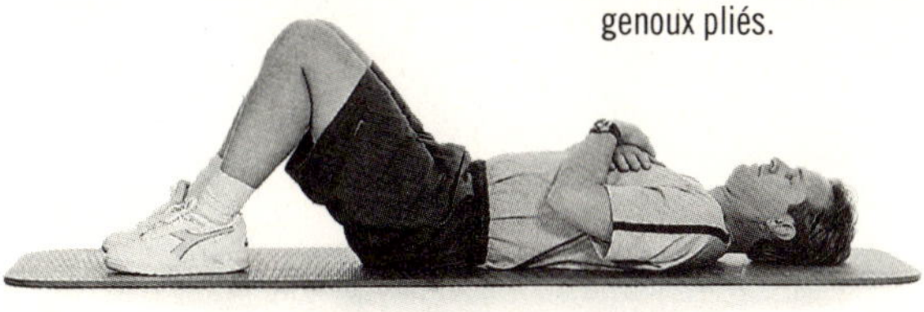

Montez le torse vers vos genoux. Ce sont les épaules qui décollent du sol, pas les reins. Maintenez la position pendant quelques secondes. Puis répétez cet exercice sans récupération. On peut faire ce même exercice avec des poids sur la poitrine pour en augmenter l'intensité.

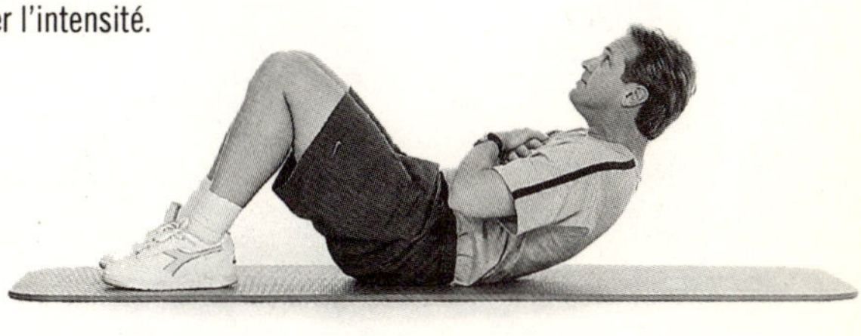

Votre coup de pédale dépend de l'extension et de la flexion de vos hanches et de vos genoux. Les mollets ont peu ou pas d'influence.

Les jambes L'arrière des cuisses

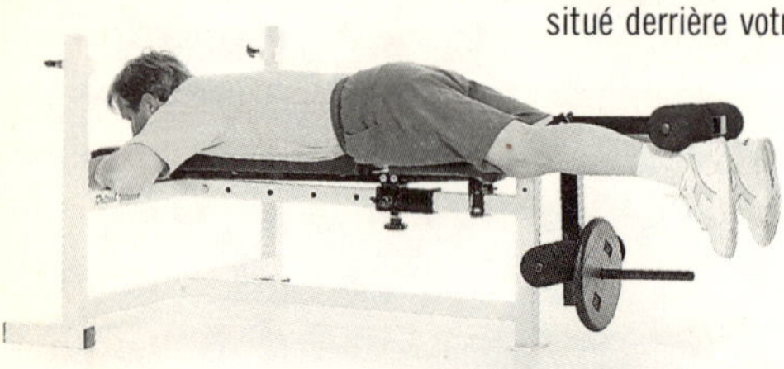

Cet exercice assez simple vous fait travailler le muscle situé derrière votre cuisse. Allongez-vous à plat ventre sur le banc de musculation, placez vos chevilles derrière les poids. Vos genoux, légèrement pliés, doivent être à l'extérieur du banc. Tenez-vous à la tête du banc pour être mieux maintenu.

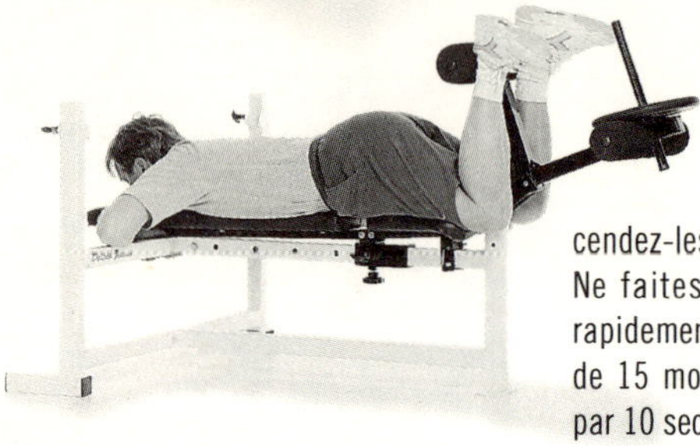

Montez les jambes progressivement vers vos fesses jusqu'à ce qu'elles soient à environ 90°, puis redescendez-les en position de départ. Ne faites pas cet exercice trop rapidement. Effectuez deux séries de 15 mouvements entrecoupées par 10 secondes de récupération.

Les jambes Travail à la presse

Vous avez besoin de cet appareil spécifique pour effectuer cet exercice. Asseyez-vous et placez les pieds sur la plaque pour soulever la charge choisie au préalable. Vos genoux doivent être pliés à environ 90° et votre dos bien droit sur le banc.

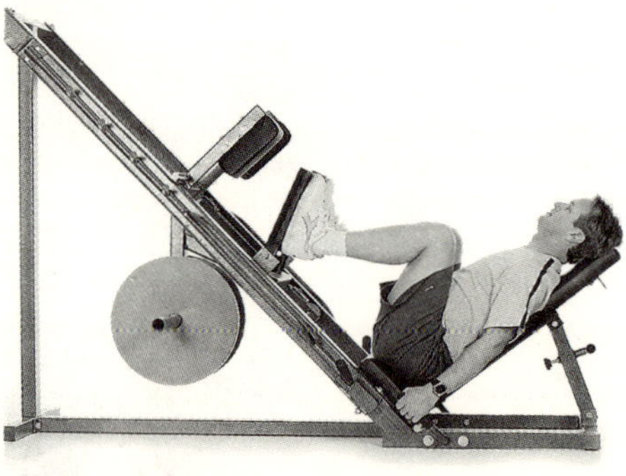

Poussez progressivement les jambes, quasiment jusqu'à l'extension maximale, vos genoux légèrement fléchis. Votre dos doit rester droit, collé au banc.

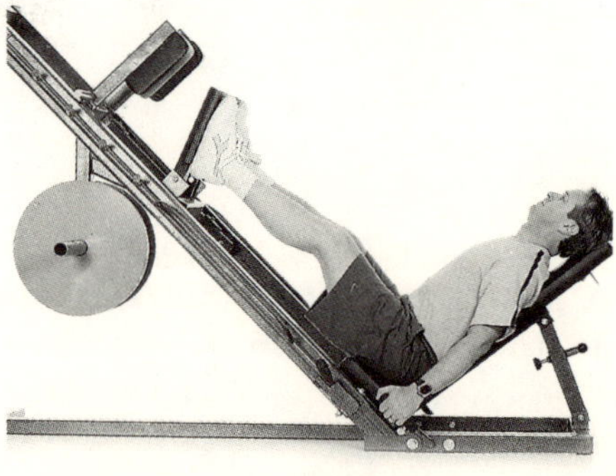

Les jambes Les quadriceps

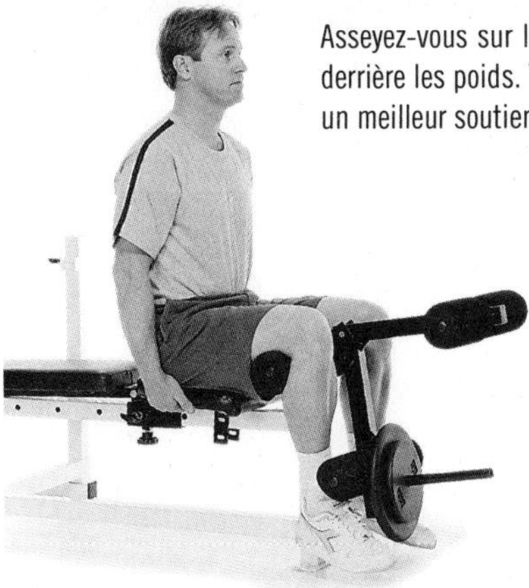

Asseyez-vous sur le banc de musculation, vos jambes placées derrière les poids. Tenez les côtés du banc avec les mains pour un meilleur soutien. Vos genoux sont à 90°.

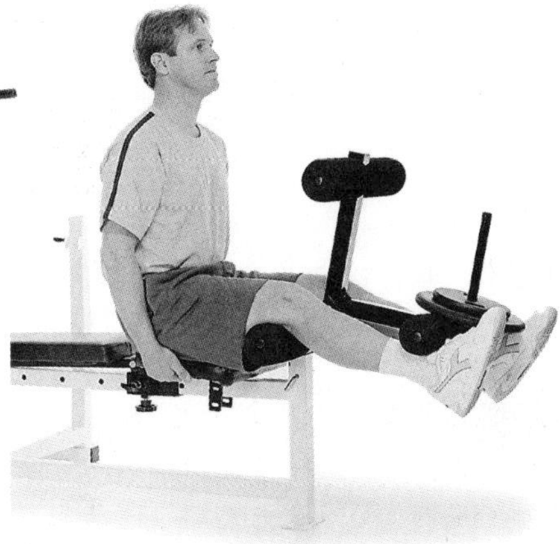

Levez les jambes en contractant les quadriceps. En position maximale, vos genoux doivent être encore légèrement pliés. Vous pouvez faire cet exercice avec une seule jambe pour travailler encore plus efficacement.

Les jambes Les mollets

Tenez-vous debout, le bout des pieds sur une surface plane, les talons dans le vide.

Mettez-vous sur la pointe des pieds – vous devez sentir vos mollets – et maintenez brièvement cette position.
Redescendez puis répétez ce mouvement.

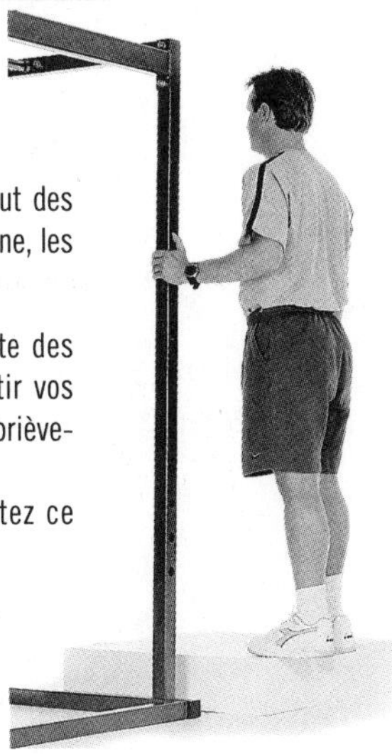

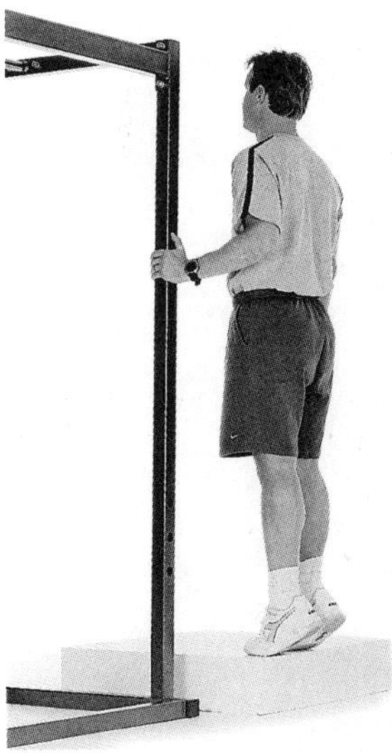

Le programme

Il est important de commencer le renforcement musculaire par une phase dite de transition avant d'enchaîner par la phase de « conditionnement », puis par celle de base avant d'aborder la phase dite de musculation. Enfin, au début du printemps, vous conclurez vos séances par des sorties à vélo et serez ainsi fin prêt pour aborder la nouvelle saison.

La phase de transition

C'est une étape que les cyclistes sont impatients d'aborder, après la fin de saison. À cette période, ils se tournent en général vers d'autres activités aérobies, comme la course à pied, la natation ou le roller. Ces activités permettent au corps de se préparer à supporter des séances plus lourdes. Cette phase dure entre 2 et 4 semaines. Les meilleurs exercices sont ceux que vous pouvez faire tout seul, tels que les abdos ou les pompes.

La phase de conditionnement

Cette étape dure entre 4 et 6 semaines et l'on commence à soulever les poids. L'essentiel est d'effectuer plusieurs séries avec des charges relativement légères. Par exemple, sur le banc, Lance soulève 40 kilos 15 ou 16 fois, et répète cette série 3 fois. Il effectue une séance la première semaine puis en ajoute une supplémentaire les deux semaines suivantes. Dans ce cas précis, le volume est important et l'intensité modérée. Cela ressemble en quelque sorte à une sortie longue à un rythme lent.

La phase de base

Cette phase dure entre 4 et 6 semaines. L'athlète travaille avec des charges plus lourdes. Lance soulève ainsi 50 kilos et effectue entre 3 et 5 séries de 10 à

12 mouvements. C'est un peu comme si vous ajoutiez quelques côtes sur votre circuit traditionnel.

La phase de musculation

Cette étape dure entre 4 et 6 semaines également. Les séries diminuent, mais les charges de travail sont plus importantes. Lance soulève ainsi 55 kilos et effectue entre 5 et 7 séries de 8 à 10 mouvements.

Le complément par le vélo

Les jours s'allongent, l'hiver prend fin, il est donc grand temps de se remettre en selle. La clef est de rouler, rouler et encore rouler pour tirer profit de votre travail hivernal et affiner votre coup de pédale. Vous pouvez compléter vos séances en effectuant les exercices détaillés aux pages 155 à 163.

N'arrêtez pas immédiatement vos séances de musculation. Continuez à intégrer au moins une séance de renforcement musculaire par semaine.

Faites comme LANCE

En fin de saison, je n'enchaîne jamais par un travail de musculation soutenu. Voici en revanche mon programme au sortir de l'hiver, après trois mois d'entraînement :

- Travail de presse : 180 kilos
- Flexion des avant-bras sur les barres : 36 kilos
- Extension des quatriceps : 55 kilos
- Flexion des biceps : 22 kilos
- Abdominaux : 90 kilos par série
- Haltères : 57 kilos

12

Une alimentation saine

AVANT UNE SORTIE

Deux ou trois jours avant une longue sortie, voire une course, votre principal objectif diététique sera d'emmagasiner des aliments riches en hydrates de carbone et de boire énormément. Lance a justement un faible pour les petits déjeuners riches en hydrates de carbone, composés de céréales, de fruits et de pâtes ou de riz, auxquels il ajoute un œuf pour apporter la bonne dose de protéines. À midi ou au dîner, il va privilégier les plats de lentilles, le riz, les pâtes – il aime bien y ajouter du parmesan –, les pommes de terre, les légumes et la viande – blanc de poulet ou steak. En général, il évite la nourriture des fast-food.

Le jour J, prenez un repas 3 heures avant le départ. Si le départ est fixé très tôt le matin, réveillez-vous suffisamment à l'avance pour prendre un petit déjeuner copieux.

Celui-ci doit inclure des aliments riches en hydrates de carbone, des flocons d'avoine, du muesli, des pâtes, du riz, tous très protéiques. Certains cyclistes mangent des pancakes le matin, mais Chris estime que ce n'est pas un choix judicieux car le sirop d'érable que l'on verse dessus est trop sucré.

Avalez une banane, une barre ou une boisson énergétiques 40 minutes avant le début de la course, vous aurez ainsi l'assurance d'avoir suffisamment de réserves énergétiques.

Si vous roulez moins d'une heure, il n'est pas nécessaire de vous ravitailler en route car vous aurez suffisamment de glycogène dans vos muscles pour la quantité d'effort fourni. Il n'est jamais superflu de prévoir une bouteille d'eau car, même sur les courtes distances, il est important de boire et de bien s'hydrater.

Manger sur le vélo

Pendant des sorties de 4 à 6 heures, un cycliste va brûler en moyenne de 2 500 à 5 000 calories. Un athlète peut stocker de 1 600 à 2 000 calories, donc, s'il roule longtemps, il aura besoin de manger en cours de route pour ne pas épuiser toutes ses réserves énergétiques. En jargon cycliste, on appelle ça rentrer dans le mur, une expression qui décrit bien ce que l'on ressent lorsque l'on a brûlé toutes ses calories.

Quand vous avez atteint ce stade, vous ressentez différents symptômes : les jambes lourdes, des problèmes pour maintenir le rythme de pédalage, maux de tête, désorientation et parfois même des hallucinations. Le seul remède, c'est de manger quelque chose immédiatement. Prenez des sucres rapides : barres énergétiques, biscuits, bananes. Les boissons énergétiques sont aussi un bon choix car elles peuvent faire de l'effet en moins de 10 minutes.

Manger tôt

Commencez à manger dès les deux premières heures, puis prenez quelque chose toutes les heures. Évitez les barres énergétiques avec trop de matières grasses ou de protéines. Privilégiez les hydrates de carbone. La clé, c'est de manger avant d'avoir faim.

Boire souvent

Ce sont les mêmes principes qui régissent la nécessité d'être bien hydraté. Un cycliste normalement constitué peut perdre jusqu'à 500 grammes par sortie. Si vous vous entraînez sous la chaleur, ce chiffre peut facilement doubler, voire tripler. Il faut donc boire toutes les 10 minutes pendant l'effort. Prenez avec vous deux bidons d'eau que vous attacherez au cadre de votre vélo.

Prendre un sandwich

Préparez-vous un sandwich au jambon ou au fromage. Coupez-le en quatre morceaux que vous emballerez dans du film plastique et qui rentreront facilement dans les poches de votre maillot.

Grignoter des fruits ou des barres

Les bananes et les barres énergétiques sont aussi un bon choix nutritif. D'un point de vue pratique, il est facile d'enlever la peau ou le papier tout en pédalant. Faites des essais avec ce type de produits car ils peuvent causer des indigestions.

Manger dans les descentes ou sur le plat

Ce serait une mauvaise idée de vous nourrir alors que vous grimpez car l'effort est trop intense pour mâcher correctement.

Penser au fer et aux protéines

Les cyclistes végétariens courent le risque d'épuiser rapidement leurs réserves en fer. Or, celui-ci est essentiel dans le processus d'oxygénation des cellules. On peut perdre du fer en suant, mais aussi en urinant. Si vous êtes végétarien, tournez-vous vers des produits riches en fer comme les noix, les fruits secs, les épinards, les brocolis et les compléments ferreux. Plus vous vous entraînez et plus la demande en protéines est forte. Les végétariens doivent chercher ces protéines dans le lait, le tofu, les haricots et les noix. Cela dit, il est conseillé aux végétariens de consulter un nutritionniste ou un diététicien.

Gérer les problèmes de digestion

Les problèmes que vous rencontrerez ne seront pas toujours musculaires ou articulaires. Souvent d'ailleurs, les cyclistes sont gênés par des problèmes gastriques. Voilà comment faire face aux plus courants d'entre eux.

Brûlures d'estomac

Si vous êtes sujet à ce type de désagrément, il est capital d'éviter les nourritures grasses et acides, de manger moins mais plus souvent. Les aigreurs d'estomac consécutives à l'effort peuvent être soignées par des produits anti-acidité en vente libre dans les pharmacies.

Diarrhées

Rentrez chez vous le plus rapidement possible tout en buvant des boissons riches en électrolytes. N'hésitez pas à prendre des médicaments contre la déshydratation. Attention, certaines diarrhées d'effort sont dues à des allergies aux boissons énergétiques.

Aérophagie

Elle est souvent la conséquence d'une nourriture riche en fibres, comme les fruits par exemple. Le mieux est donc de réduire sa consommation de produits de ce type et de rester en queue de peloton pour ne pas gêner ses amis !

MANGER SAINEMENT POUR ÊTRE PERFORMANT

Lorsque vous vous concoctez un régime quotidien vous permettant de vous entraîner et de rester en forme, assurez-vous de respecter le bon équilibre entre les hydrates de carbone, les graisses et les protéines. La bonne combinaison entre ces nutriments et leur consommation au bon moment permettra à votre corps de se régénérer.

Ravitailler ses muscles en hydrates de carbone

Dans le régime d'un athlète de sport d'endurance, 60 à 65 % des calories proviennent des hydrates de carbone. Les aliments qui en contiennent seront votre principal carburant à l'entraînement.

Les hydrates de carbone aident à la régulation des métabolismes graisseux et protéiques, mais permettent aussi au système nerveux de fonctionner correctement. Votre corps transforme les hydrates de carbone en glucose, dont une partie répond aux besoins énergétiques tandis que l'autre est stockée sous forme de glycogène dans les muscles et le foie.

La disponibilité de ce glycogène dans vos muscles détermine votre rendement en tant qu'athlète. Si vous vous entraînez plus d'une heure, vous devrez prendre des hydrates de carbone pour maintenir à niveau vos réserves en glycogène. La consommation des hydrates de carbone peut se faire sous forme solide ou liquide (boissons énergétiques).

Choisir les boissons énergétiques appropriées

Certaines personnes ont du mal à avaler des aliments solides lorsqu'elles s'entraînent. Elles peuvent se tourner vers les boissons énergétiques qui contiennent de 6 à 8 % d'hydrates de carbone. Vous aurez ainsi la quantité nécessaire de glucose et vous digérerez plus facilement. Attention toutefois aux boissons trop riches en hydrates de carbone qui peuvent provoquer des crampes d'estomac.

Reconnaître les différents types d'hydrates de carbone

Il sont de deux types : les simples et les complexes. Les simples, comme le sucre par exemple, sont absorbés facilement. Le taux de glucose dans le sang augmente rapidement et la montée d'insuline permet le transfert de ce glucose du sang vers les cellules. Par contre, les hydrates de carbone complexes (pain, pâtes) sont assimilés beaucoup plus lentement et l'augmentation du taux de glucose dans le sang est plus progressive. Les complexes sont un choix plus judicieux pour les longues séances d'entraînement.

Éviter les pâtes trop cuites

Trop cuites, les pâtes deviennent plus molles et se digèrent donc plus rapidement. Consommer ses pâtes *al dente* permet de ralentir le processus de digestion et favorise une montée plus progressive du taux de glucose dans le sang.

Un peu de graisse ne fait pas de mal

On nous bombarde quotidiennement de recommandations pour éviter les graisses dans l'alimentation. Il est indéniable qu'il faut éviter d'en abuser, mais ne pas en prendre du tout pourrait affecter vos performances sportives et même vos activités quotidiennes. En effet, les graisses sont une importante source d'énergie, un composant essentiel des fibres nerveuses et une enveloppe, voire un nid, pour vos organes internes. La couche de graisse sous-cutanée joue un rôle majeur dans la régulation de la température du corps. Lorsque vos réserves de glycogène s'épuisent pendant l'effort, les acides gras prennent le relais pour produire l'énergie et aident à retarder la fatigue et à prolonger la durée de la séance.

Plutôt que de supprimer les graisses, essayez d'en limiter l'apport à 20 ou 25 % du total quotidien en calories. Par contre, les graisses saturées comme celles que l'on trouve dans le beurre sont fortement déconseillées. Pour cuisiner, utilisez des huiles végétales (olive ou colza) pauvres en graisses saturées.

Régénérez votre corps avec les protéines

Les protéines doivent vous fournir 10 à 15 % des calories dont vous avez besoin. Si elles ne représentent pas l'une des principales sources d'énergie, les protéines sont essentielles à la croissance, la régénération et l'entretien des tissus corporels. De plus, les anticorps, les enzymes et la plupart des hormones proviennent des protéines. Les habitudes de consommation actuelles garantissent un bon apport protéique et il n'est pas nécessaire d'en prendre plus. Cependant, pendant les périodes d'entraînement intense ou de courses, n'hésitez pas à augmenter votre apport protéique.

Perdre du poids lentement et régulièrement

Se maintenir à un poids idéal est la conséquence d'une hygiène de vie qui inclut l'entraînement et les habitudes alimentaires. L'idée de base est simple : équilibre entre calories absorbées et calories brûlées. Si vous voulez perdre quelques kilos, il faut dépenser plus d'énergie que vous en absorbez. Le processus de perte de poids doit s'envisager sur la durée. Par exemple, on peut se fixer comme but de perdre de 500 grammes à 1 kilo par semaine. Pour le faire sans danger, il est important de trouver le juste équilibre entre la charge d'entraînement et les contraintes de votre régime. Réduire de 200 à 500 calories votre dose quotidienne vous permettra de faire fondre votre masse graisseuse sans empiéter sur les tissus maigres. C'est ce qu'a fait Lance pour se préparer au Tour 1999.

LE BON ÉQUILIBRE DE LANCE ENTRE NOURRITURE ET EXERCICE

En vue du Tour, Lance avait adopté une approche radicalement différente concernant son régime alimentaire. L'événement approchait et il fut obligé de changer ses habitudes. Avec Chris, ils ont concocté un nouveau programme quotidien qui mettait l'accent sur le contrôle de son poids et la maximisation de sa durée d'entraînement. Il a alors acheté une petite balance digitale et s'est mis à peser sa nourriture au gramme près. Grâce à ça, il maîtrisait parfaitement son régime et recueillait des informations nécessaires dans sa quête du poids idéal.

L'erreur la plus courante est de ne pas prendre de petit déjeuner. Votre corps sera en situation de déficit calorique et vous ne pourrez vous entraîner convenablement. Pour ne pas être confronté à ce genre de problème, Lance commençait toutes ses journées par un petit déjeuner copieux. Au menu, hydrates de carbone complexes et quelques protéines : céréales, pâtes ou riz agrémentés d'huile d'olive ou de parmesan et d'un complément protéique sous la forme d'un œuf poché. Il y a dans ce menu un apport calorique suffisant de même qu'un bon équilibre entre les hydrates de carbone et les protéines. Lance a toujours fait la chasse aux graisses et a décidé d'éviter les crèmes fraîches ou les fritures.

Après ce premier repas, c'est l'heure de la sortie à vélo, en général sur les coups de 10 h 30 ou 11 heures. Il prend soin d'emporter un bidon d'eau et un autre contenant une boisson riche en hydrates de carbone et électrolytes. Pendant les 4 ou 6 heures que dure sa sortie, il fait toujours attention à boire régulièrement pour ne pas se déshydrater. Une perte de poids, même minime, lors d'une sortie d'entraînement peut avoir des conséquences désastreuses sur votre performance car votre rythme cardiaque et votre température s'élèvent. Des études ont prouvé qu'une perte de poids équivalente à 4 ou 5 % peut diminuer votre rendement à l'entraînement d'au moins 30 %. Sachant cela, Lance a toujours fait attention à boire régulièrement, de 150 à 250 millilitres toutes les 10 ou 15 minutes.

En commençant à rouler tard dans la matinée, il est encore sur son vélo à l'heure du déjeuner. C'est pourquoi, toujours en selle, il prend son deuxième repas sous forme de boissons et de barres énergétiques. Cet apport lui permet de maintenir son taux de glucose dans le sang et de continuer à s'entraîner. Ce savant équilibre entre effort et alimentation lui permet de maîtriser son apport calorique et d'atteindre son poids de course idéal sans conséquences néfastes sur son entraînement.

Après l'effort, le réconfort

Après un effort intense, Lance fait toujours attention à fournir à son organisme tout ce dont il a besoin pour récupérer. Il ingère une mixture à base d'hydrates de carbone et d'un peu de protéines, qui lui permet de reconstituer ses réserves en glycogène et de régénérer ses protéines musculaires.

Le secret, c'est de se concentrer 30 minutes après l'effort, ce que l'on appelle « la fenêtre glycogène ». Durant cette période, le corps devient plus réactif à l'insuline et le remplacement du glycogène sera facilité. Combiner les hydrates de carbone avec un peu de protéines stimulera l'action de l'insuline et la vitesse à laquelle le glycogène sera emmagasiné. Comme nous l'avons évoqué plus haut, la carence en glycogène est la cause majeure de la fatigue et de l'épuisement dans les sports d'endurance.

Certains jours, Lance fait une petite sieste après cette collation. Pendant les 2 à 4 heures qui suivront, il continuera à prendre des hydrates de carbone pour maximiser ses réserves en glycogène et sa récupération.

Le soir, on trouve encore des hydrates de carbone complexes au menu de son dîner : riz, pâtes, pommes de terre ou légumes cuits à la vapeur. En effet, les légumes crus sont plus difficiles à digérer et sont assimilés plus lentement. Un steak ou du poulet grillé lui procurent les protéines nécessaires à l'entretien et à la croissance de ses tissus musculaires.

Ce que mangent les pros

Les professionnels qui participent à de longues compétitions comme le Tour de France ont besoin de 7 000 calories par jour pour pouvoir évoluer à leur meilleur niveau. En coulisses, il y a une petite armée de gens dont le travail est de s'assurer que les coureurs mangent tout ce dont ils ont besoin.

C'est le soigneur de l'équipe qui est en charge du déjeuner que les coureurs porteront dans les poches arrière du maillot pour manger en cours de route. Dans une équipe comme l'US Postal, il y a un soigneur en chef et trois assistants qui préparent les repas tôt le matin avant d'aller se placer sur les zones de ravitaillement prévues par l'organisation. En effet, ils pourront ravitailler les coureurs en musettes au cours de la journée.

Lorsque le peloton arrive dans la zone de ravitaillement, les soigneurs sont positionnés sur le bord de la route avec un maillot de leur équipe pour être repérés facilement. Les coureurs passent en tendant les bras et les soigneurs n'ont plus qu'à faire glisser la bandoulière de la musette sur le bras. Ensuite, chaque coureur vide sa musette et remplit ses poches arrière. En général, il s'agit de sandwiches (miel, dinde fumée...), de barres énergétiques et de fruits frais (bananes ou pommes).

Dès que la course est finie, les pros reconstituent leurs réserves en hydrates de carbone en mangeant des pommes de terre, des pâtes ou du riz une demi-heure après le franchissement de la ligne d'arrivée.

Le soir, ils prennent un repas plus consistant à base de viande (bœuf ou volaille sans gras) ou de poisson, riches en fer et en acides aminés. On n'oubliera pas, bien sûr, les inévitables pâtes ou une variante, les pommes de terre.

Le menu va changer à partir de la troisième semaine de course, où le coureur doit pouvoir disposer de toute son énergie. On réduira la consommation de tous les aliments dont la digestion demande plus d'énergie : les légumes frais ou crus, autrement dit les aliments riches en fibres. Sur les derniers jours d'une course comme le Tour, les coureurs ingurgitent beaucoup d'aliments hachés, mixés ou en purée pour faciliter la digestion. Malgré cet apport calorique, les coureurs professionnels perdent régulièrement du poids et de la masse musculaire, en particulier sur le haut du corps.

ATTEINDRE SON POIDS IDÉAL

L'hiver est une saison propice au gain de poids et Lance ne fait pas exception à la règle. Début 1999, il avait pris 6 kilos entre la fin de saison et son retour à l'entraînement. Avec 77 kilos pour 1,78 mètre à sa reprise, il était plutôt mince comparé à la majorité des hommes de sa taille. Et, avec un taux de graisse dans le corps de 6 %, il est même largement en dessous de la moyenne des cyclistes professionnels (8 à 12 %) et de celle des hommes français (21 %). Cependant, il n'avait absolument pas l'intention de grimper les cols alpestres et pyrénéens avec cette surcharge pondérale. Pour lui, comme pour bien d'autres, perdre du poids est un processus difficile. Pourtant, au départ du Tour, le 3 juillet, Lance avait perdu 5,5 kilos et n'en pesait plus que 71,5, alors que son taux de graisse corporelle était passé à 3 %. Inutile de dire que sa légèreté fut un atout décisif dans les cols, comme le prouva sa victoire dans la première étape des Alpes.

Mais, pour perdre du poids en toute sécurité, il a toujours fait attention à suivre un schéma bien établi. Les régimes drastiques doivent être évités à tout prix car ils ne font pas disparaître la graisse, mais les tissus minces et l'eau de votre corps. Une perte de poids régulière et une transformation de la masse graisseuse en muscles, voilà la meilleure approche du problème.

Se concentrer sur une perte de poids hebdomadaire

Pour perdre 500 grammes de graisse, il faut approximativement brûler un excédent de 3 500 calories par rapport à la quantité consommée. En réduisant ou en brûlant 500 calories de plus quotidiennement, vous arriverez au total de 3 500 par semaine. En deux mois, vous pouvez perdre jusqu'à 5 kilos. Perdre 500 grammes ou 1 kilo par semaine est un objectif raisonnable pour un sportif et facile à atteindre.

Manger intelligemment

Pour brûler ou gagner 500 calories par jour, vous pouvez déjà en éliminer 250 en faisant attention à ce que vous mangez. Oubliez les bonbons, les chips, les sodas qui sont vos pires ennemis pour perdre du poids.

Rouler plus

Pour les 250 calories restantes, intensifiez votre effort physique. Pas la peine de tout chambouler : une demi-heure et 10 ou 15 kilomètres supplémentaires suffiront.

Réduire la consommation de graisses

À quantité égale, les graisses contiennent deux fois plus de calories que les hydrates de carbone ou les protéines. Pour atteindre votre poids de forme, vous devrez obligatoirement limiter les matières grasses : beurre, crème fraîche, mayonnaise et la plupart des assaisonnements. Attention aux étiquettes « 0 % de matières grasses » car ces aliments peuvent être hypercaloriques. Dans le régime type de Lance, il entre 20 à 25 % de graisses, 10 à 15 % de protéines et 60 à 65 % d'hydrates de carbone. Pour les barres énergétiques, il prendra celles qui ont entre 70 et 80 % d'hydrates de carbone, 15 %, de gras et 5 à 10 % de protéines.

Résister aux tentations

Si vous avez un faible pour les sucreries, vous pouvez céder à votre péché mignon de temps en temps. Un seul mot d'ordre cependant : modération.

Ne pas abandonner

Cette méthode pour perdre du poids peut vous sembler lente, mais elle vous garantit de ne pas reprendre immédiatement les kilos perdus. En ajustant votre régime et vos habitudes quotidiennes, c'est une nouvelle hygiène de vie que vous adopterez.

Perdre 5 kilos en 9 semaines

Il n'est pas si difficile que ça de maigrir, cela prend juste un peu de temps. Ce programme s'adresse aux hommes qui s'inscrivent dans une fourchette de poids de 67 à 112 kilos et aux femmes de 54 à 81 kilos.

Un cycliste occasionnel va courir 2 à 5 fois par semaine pour un total de 65 à 160 kilomètres. Un cycliste assidu va sortir 3 à 6 fois par semaine pour un total de 100 à 250 kilomètres. Si votre kilométrage hebdomadaire excède ceux-ci, ajoutez 0,5 calorie par 500 grammes de poids par tranche de 20 kilomètres supplémentaires.

Ce programme suppose que vous vous entraîniez sur une route relativement plate aux moyennes indiquées.

		Régime	Entraînement
SEMAINE 1	Coureur occasionnel	Hommes : 11 calories par 500 g et par jour. Femmes : 9 calories par 500 g et par jour.	65 km à 20 km/h.
	Coureur assidu	Hommes : 13 calories par 500 g et par jour. Femmes : 12 calories par 500 g et par jour.	105 km à 24 km/h.
SEMAINE 2	Coureur occasionnel	Hommes : 11 calories par 500 g et par jour. Femmes : 9 calories par 500 g et par jour.	Ajouter 11 km à la semaine précédente ; augmenter la vitesse moyenne (1,6 km/h toutes les 4 semaines).
	Coureur assidu	Hommes : 13 calories par 500 g et par jour. Femmes : 12 calories par 500 g et par jour.	Ajouter 11 km à la semaine précédente ; augmenter la vitesse moyenne.
SEMAINE 3	Coureur occasionnel	Hommes : 11 calories par 500 g et par jour. Femmes : 9 calories par 500 g et par jour.	Ajouter 11 km à la semaine précédente ; augmenter la vitesse moyenne.

SEMAINE 3	Coureur assidu	Hommes : 13 calories par 500 g et par jour. Femmes : 12 calories par 500 g et par jour.	Ajouter 11 km à la semaine précédente ; augmenter la vitesse moyenne.
SEMAINE 4	Coureur occasionnel	Hommes : 12 calories par 500 g et par jour. Femmes : 10 calories par 500 g et par jour.	75 à 90 km juste en dessous de 21 km/h.
	Coureur assidu	Hommes : 14 calories par 500 g et par jour. Femmes : 13 calories par 500 g et par jour.	115 à 133 km à 26 km/h.
SEMAINE 5	Coureur occasionnel	Hommes : 12 calories par 500 g et par jour. Femmes : 10 calories par 500 g et par jour.	96 km à 21 km/h.
	Coureur assidu	Hommes : 14 calories par 500 g et par jour. Femmes : 13 calories par 500 g et par jour.	144 km à 26 km/h.
SEMAINE 6	Coureur occasionnel	Hommes : 12 calories par 500 g et par jour. Femmes : 10 calories par 500 g et par jour.	Ajouter 11 km à la semaine précédente ; augmenter la vitesse moyenne (1,6 km/h jusqu'à la 9e semaine).
	Coureur assidu	Hommes : 14 calories par 500 g et par jour. Femmes : 13 calories par 500 g et par jour.	Ajouter 11 km à la semaine précédente ; augmenter la vitesse moyenne.
SEMAINE 7	Coureur occasionnel	Hommes : 13 calories par 500 g et par jour. Femmes : 11 calories par 500 g et par jour.	104 à 112 km à 21 km/h.

Perdre 5 kilos en 9 semaines

7	Coureur assidu	Hommes : 15 calories par 500 g et par jour. Femmes : 14 calories par 500 g et par jour.	163 à 172 km à 26 km/h.
SEMAINE 8	Coureur occasionnel	Hommes : 13 calories par 500 g et par jour. Femmes : 11 calories par 500 g et par jour.	Ajouter 11 km à la semaine précédente ; augmenter la vitesse moyenne.
	Coureur assidu	Hommes : 15 calories par 500 g et par jour. Femmes : 14 calories par 500 g et par jour.	Ajouter 11 km à la semaine précédente ; augmenter la vitesse moyenne.
SEMAINE 9	Coureur occasionnel	Hommes : 13 calories par 500 g et par jour. Femmes : 11 calories par 500 g et par jour.	128 à 136 km à 22 km/h.
	Coureur assidu	Hommes : 15 calories par 500 g et par jour. Femmes : 14 calories par 500 g et par jour.	184 à 200 km à 27 km/h.

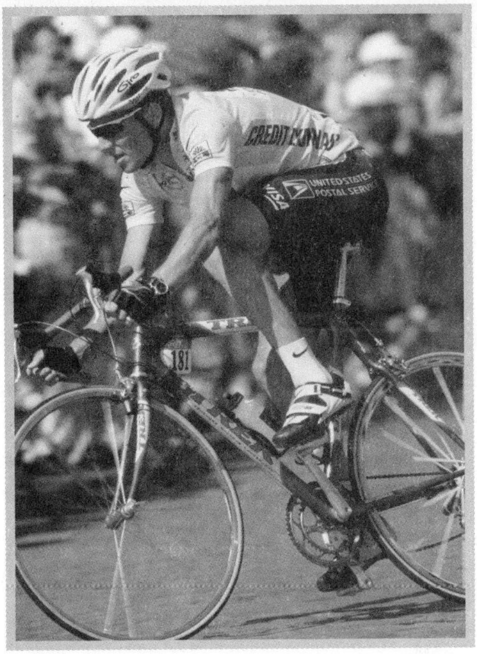

III

Les qualités essentielles

13

Le coup de pédale

Dans son apprentissage du cyclisme, Lance a constamment mis l'accent sur sa technique de pédalage. Pour beaucoup, pédaler est un geste naturel. Un pédalage efficace exige cependant une véritable technique et de la cadence.

Lance s'est penché sur le problème durant le Tour 1999, après le contre-la-montre individuel disputé à Metz. Tracé sur un parcours vallonné, ce contre-la-montre de 56,5 kilomètres (le prologue n'en faisait que 6,8) représentait un premier test. La plupart des coureurs, y compris l'Espagnol Abraham Olano, ancien champion du monde de la spécialité, avaient utilisé de gros développements et leur cadence n'avait que très rarement dépassé 70 tours par minute (tpm).

Lance n'a pas la même puissance qu'un coureur du calibre d'Olano. Il lui était donc impossible de tirer les mêmes développements. L'Américain préféra donc un développement plus petit pour obtenir une cadence plus élevée. Ainsi, il tourna les jambes au rythme effréné de 100 à 115 tpm. Cette technique particulière est très exigeante pour le cœur et les poumons mais Lance s'était entraîné dans cette optique. Il ne fut donc pas surprenant de le voir triompher dans cette étape à la vitesse moyenne de plus de 45 km/h.

Ce jour-là, il devança le suisse Alex Zülle de 58 secondes. Ce succès le propulsa directement en tête du classement général. Il venait de revêtir le maillot jaune pour la première fois. Il ne le quitterait plus jusqu'à l'arrivée sur les Champs.

Sa performance apporta la preuve irréfutable qu'un cycliste peut augmenter sa vitesse, non pas en tirant de gros développements, mais en pédalant plus vite.

Les exercices de Lance

La première fois que Chris prit Lance en main, il eut affaire à une « machine », un coureur inexpérimenté qui ne pensait qu'à une chose : pousser le plus fort possible sur les pédales et tirer de gros développements. Son coup de pédale était tout sauf fluide. On avait l'impression que Lance pédalait « carré ». L'objectif du Texan est désormais de dessiner un cercle parfait à chaque coup de pédale, pour améliorer son rendement. Son énergie est bien mieux répartie tout au long du coup de pédale et ce malgré les points morts, communément situés à 6 et à 12 heures sur le pédalier.

Lance s'est très vite soumis à plusieurs exercices pour améliorer son pédalage. Il s'y astreint d'ailleurs encore aujourd'hui. La fin de saison est idéale pour travailler cette technique, car les coureurs ont toujours tendance à pédaler à l'instinct sur les courses.

À la fin de chaque saison, Lance peaufine sa technique pendant un cycle d'entraînement de trois mois et recommence ses gammes au cours de la saison hivernale.

Voici quelques-uns des exercices que Lance effectue.

Les cercles parfaits

Pédaler jusqu'à la position basse (6 heures) en imaginant que vous enlevez de la boue collée au bout de vos chaussures. Commencez ce geste quand vous êtes à 3 heures. Imaginez ensuite que vous êtes sur un tonneau et que vous le poussiez avec votre pied. Commencez le mouvement au niveau de la position 10 heures puis poursuivez jusqu'à 3 heures.

Les gros développements

Prenez une descente qui vous permette de pédaler sur un gros développement à une cadence de 130 à 150 tpm. Évitez de rebondir sur la selle ou de vous déhancher. Une cadence aussi rapide va vous aider à appréhender le mécanisme du pédalage. Cet exercice va aussi habituer vos muscles aux points morts du cycle de pédalage.

Sprinter sur un trois plateaux

Cet exercice ressemble au précédent. Il doit en revanche être effectué sur une route plate. Mettez-vous sur votre plus petit développement et pédalez à une cadence de 130 à 150 tpm. Sprintez pendant 20 à 30 secondes. Concentrez-vous sur votre cycle de pédalage et essayez de garder vos hanches dans l'axe et de ne pas rebondir sur la selle.

Le coup de pédale à une jambe

Il est préférable de faire cet exercice sur un home-trainer. Vous ne travaillez qu'avec une seule jambe. Cela va vous permettre de pédaler de manière égale tout au long du cycle. Effectuez cet exercice en utilisant un petit développement.

L'exercice du pistard

Cet exercice doit être fait sur un vélo de pistard. Vos jambes seront ainsi portées par le pignon fixe caractéristique de ce type de machine et vous serez obligé de pédaler tout le temps.

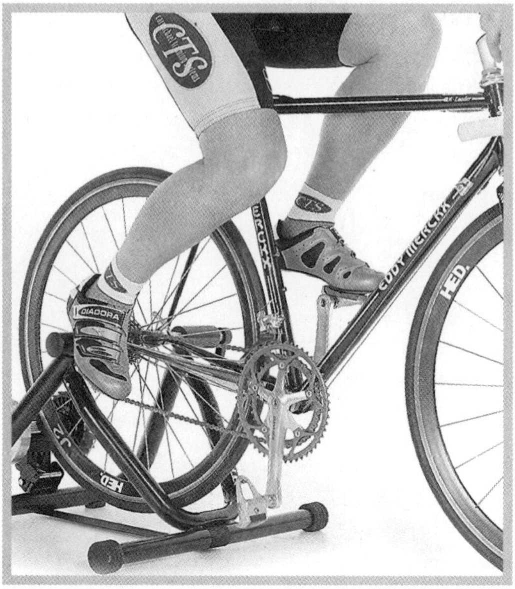

Travailler avec une seule jambe vous permettra de pédaler de manière égale tout au long du cycle.

La cadence idéale

La cadence de pédalage est le deuxième facteur déterminant dans le cycle de pédalage. Cela correspond au nombre de tours de pédalier effectué en 1 minute. Beaucoup de coureurs pensent que l'on va plus vite en choisissant un développement plus important. Ce n'est pas forcément vrai dans la mesure où un gros développement est plus difficile à emporter.

La victoire de Lance dans le contre-la-montre de Metz illustre parfaitement ce propos. La cadence prime parfois sur le développement. Il existe toutefois des coureurs, tels Abraham Olano, qui, pour des raisons morphologiques, sont plus à l'aise quand ils pédalent sur des gros développements.

Pédaler à une cadence plus élevée est, en revanche, plus exigeant car vos muscles consomment plus d'oxygène. Lance s'est donc concentré sur cette technique

La science du pédalage

Chris a commencé à superviser Lance lorsque la biomécanique fut pour la première fois utilisée au centre d'entraînement olympique pour analyser précisément les performances. En 1991, le centre commença ses études en travaillant avec deux pédales électroniques, développées à l'UCLA, l'université de Los Angeles. Grâce à ces pédales ultrasophistiquées, les scientifiques pouvaient évaluer la manière dont la force était appliquée sur les pédales, le tout étant relié à un ordinateur pour bénéficier d'une analyse plus rapide.

Les expériences amenèrent les scientifiques à tirer une première conclusion : contrairement à ce qui est dit, les coureurs n'utilisent pas le maximum de leur énergie à tirer sur les pédales.

« Les tests sur des coureurs élites pédalant à une cadence de 100 tpm ont révélé que la force est plus importante dans la 1re phase du coup de pédale, explique Jeffrey P. Broker, membre du centre d'entraînement olympique américain. »

Les études ont également prouvé que les coureurs n'effectuaient pas réellement des cercles parfaits. Les données indiquent bien pourtant qu'un cycliste pédale en cercle et que sa force est également répartie sur le coup de pédale. Rebecca Twigg, sextuple championne du monde de poursuite sur piste, en est le parfait exemple. L'analyse de son coup de pédale montre qu'elle atteint le maximum de sa puissance lorsque ses pédales sont à l'horizontale, ses points les plus faibles étant lorsque les pédales sont à la verticale.

Lance n'avait pas un bon cycle de pédalage à ses débuts. Il n'avait pas de force avant d'avoir atteint le point mort. Les analyses répétées de son coup de pédale l'ont ainsi aidé à améliorer sa technique en identifiant ses faiblesses. À la fin de chaque saison, il s'est imposé des séances de travail spécifique pour peaufiner cette technique qui lui a permis, entre autres, de devenir champion du monde.

pendant plusieurs mois afin que son corps s'y adapte totalement.

La cadence idéale n'existe pas, car elle dépend des conditions de course, du vent et du parcours. Beaucoup de coureurs roulent à 70-80 tpm alors que les cyclistes plus expérimentés sont plus à l'aise à 80-90 tpm.

Déterminez votre cadence sur un parcours

Testez-vous sur le même parcours à trois reprises en pédalant à chaque fois avec une cadence différente. Regardez ensuite quelle cadence vous a permis d'aller le plus vite.

Soyez agressif dans les bosses

Dans les montées, les coureurs commettent souvent l'erreur de garder le même développement en réduisant la cadence. Il est préférable de changer de braquet pour maintenir une cadence d'environ 80 tpm jusqu'au sommet.

Tourner les jambes en descente

Au lieu de vous reposer, pensez là aussi à mettre le braquet adéquat pour garder votre cadence moyenne.

Accélérer quand vous êtes en groupe

Vous vous apercevrez que votre cadence est plus élevée lorsque vous êtes en groupe, et ce pour pouvoir répondre aux changements de rythme.

Le conseil de L'ENTRAÎNEUR

Si votre compteur de vélo ne possède pas la fonction pour déterminer votre cadence, faites le calcul vous-même. Comptez le nombre de tours d'une jambe pendant 15 secondes et multipliez ce résultat par 4.

Entraînez-vous en vue d'une compétition

Si vous préparez une compétition, entraînez-vous à un rythme élevé (100 à 110 tpm). N'oubliez pas de changer constamment de rythme car c'est ce que vous devrez faire en course.

Les rois du pédalage sont les coureurs de VTT

Les tests effectués au centre d'entraînement olympique américain ont révélé que les coureurs de VTT ont le meilleur cycle de pédalage. L'énergie est mieux répartie tout au long du coup de pédale. Leurs résultats sont bien au-dessus de ceux des pistards, pourtant longtemps pris en exemple pour leur technique de pédalage.

D'après Jeffrey Broker, qui a mené cette recherche, les coureurs de VTT ont acquis une meilleure technique car ils restent plus souvent assis sur la selle. Lance s'en est donc logiquement inspiré pour améliorer son coup de pédale. On en veut pour preuve ses démonstrations lors des étapes de montagne des récents Tours de France.

14

Changer les vitesses et freiner

Lorsque Chris a débuté dans le cyclisme, les vélos n'avaient que dix vitesses et les manettes étaient encore placées sur le cadre et, parfois, il poussait trop la manette et passait deux vitesses au lieu d'une. En 1984, il fut l'un des premiers à profiter de la nouvelle technologie développée par Shimano, le changement de vitesses indexé. Désormais, un seul clic suffit pour changer de développement, ce qui rend le processus beaucoup plus efficace et plus sûr. Cinq ans plus tard, quand Lance rejoignit la Fédération américaine, Shimano mit sur le marché les premières manettes de freins et de dérailleur intégrées, ainsi que des cassettes à 8 pignons. Ce fut l'époque des vélos à 16 vitesses puis à 18 vitesses (cassettes à 9 pignons).

Aujourd'hui, grâce au système des trois plateaux popularisé par le VTT, le cycliste peut avoir jusqu'à 27 vitesses à sa disposition. Alors que le système de changement de vitesses a connu une véritable métamorphose, les vélos sont toujours équipés de deux poignées de freins. Voilà comment utiliser ces deux éléments indispensables.

CHANGER LES VITESSES

En compétition, le changement de vitesse est crucial et peut, à lui seul, décider de l'issue d'une course. Julien de Vriese, le chef mécanicien de l'US Postal, ancien mécanicien de Merckx et LeMond, était tellement méticuleux avec le vélo de Lance sur le Tour 1999 qu'il dormait avec toutes les nuits ! Rituellement, à la fin de chaque étape, il nettoyait et remontait chaque pièce du vélo avant de l'emmener dans sa chambre, par sécurité. C'était sa manière de s'assurer que personne ne viendrait toucher à la machine de Lance, et spécialement à son dérailleur. Lance devait pouvoir compter sur un équipement réglé comme du papier à musique.

Certains coureurs ont tendance à rester sur la même vitesse lorsque la route s'élève et que le coup de pédale devient plus lourd. Ils ne profitent pas de la multitude de braquets que leur offre un bon vélo. Voici quelques conseils qui vous permettront de maintenir votre allure et d'éviter un surcroît d'effort musculaire, en utilisant vos vitesses comme un pro.

Le conseil de L'ENTRAÎNEUR

Faites particulièrement attention à ne pas trop croiser votre chaîne, par exemple lorsque la chaîne est sur le grand plateau et le gros pignon, ou sur le petit plateau et le petit pignon. La chaîne est certainement l'élément du vélo qui travaille le plus et c'est pourquoi il est nécessaire d'éviter toute tension ou tirage superflus. Il faut que la ligne de chaîne soit la plus droite possible entre les plateaux et les pignons. Lorsque la chaîne est sur le petit plateau, utilisez la gamme de pignons qui va du gros (proches du moyeu) à celui du milieu. Inversement, sur grand plateau, vous pouvez naviguer entre le petit pignon (collé au dérailleur) et celui du milieu.

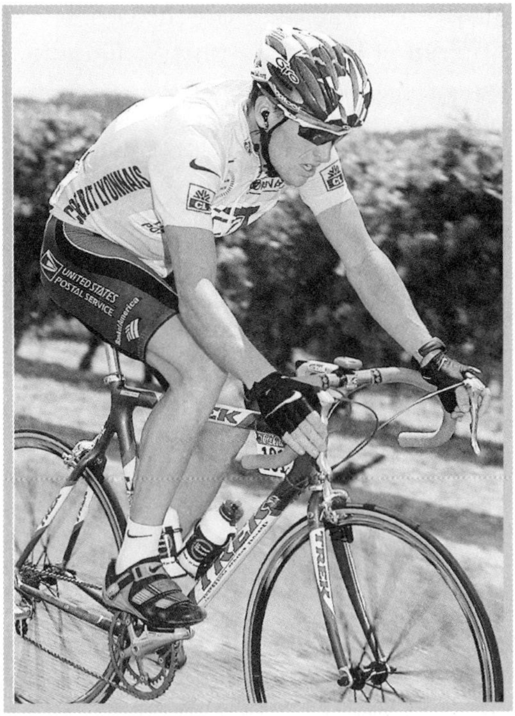

Lance a les mains sur les cocottes, la position idéale pour freiner et changer les vitesses.

Changez de vitesse au bon moment

En bas d'une côte, il est préférable de choisir un petit braquet – plus facile à tirer – avant de perdre de la vitesse. Mais attention à ne pas passer cette vitesse trop tôt, vous risqueriez de tourner les jambes trop rapidement. Inversement, si vous attendez, vous allez vous fatiguer inutilement et vous perdrez de la vitesse. La moindre hésitation, dans un sens ou l'autre, et vous risquez de perdre le timing idéal.

Changez souvent de vitesse

Lorsque l'ascension se poursuit ou que la pente devient plus forte, continuez à changer de vitesse afin de conserver votre cadence de pédalage. Descendre régulièrement ses rapports est un bon moyen pour diviser la charge de travail et l'assumer plus facilement.

Écoutez les conseils des pros

Observez les coureurs expérimentés. Étudiez à quels moments ils changent de vitesse. Dans les ascensions, en course ou lors d'entraînements en groupe, il y a toujours une certaine harmonie dans les cliquetis des pignons, car la plupart des coureurs changent de vitesse en même temps.

Utilisez le vent pour vous entraîner

Lorsque vous roulez avec un vent de face, c'est un peu comme si vous grimpiez une côte puisque la résistance est forte. Certains des meilleurs grimpeurs au monde, tels que Lance ou Eddy Merckx, viennent de régions plates. Mais, à force de pédaler face au vent, ils ont réussi à habituer leur organisme aux longues montées.

Ne descendez pas en roue libre

Une fois arrivé au sommet, remettez-vous sur un braquet plus haut pour garder l'allure. Pour Lance comme pour les cyclistes du dimanche, les descentes permettent de récupérer de l'effort de l'ascension. Mais pour éliminer l'acide lactique qui s'est accumulé dans les jambes, il est important de continuer à pédaler pendant toute la durée de la descente.

Un rapport plus élevé pour le vent dans le dos

Si vous sentez que vous avez le vent dans le dos, choisissez un plus gros braquet pour mieux profiter de cette assistance extérieure. Le but étant bien sûr de continuer à pédaler à une cadence optimale.

FREINER

Beaucoup de coureurs utilisent trop leurs freins lorsqu'ils roulent en peloton. Ils vont avoir tendance à garder les mains sur les freins pour être sûrs de contrôler. Pire, ils vont carrément s'agripper aux poignées. Voici quelques conseils pour utiliser vos freins à bon escient et de la meilleure façon possible.

Desserrez la prise

Plus vous serez agrippés aux poignées de freins et plus vos mains et bras se fatigueront. Sans compter que vous courez le risque de freiner trop fort au premier incident. Positionnez donc vos doigts en douceur sur les poignées de freins.

Faites comme LANCE

Je n'utilise mes freins qu'en dernier recours. Avec les années, j'ai appris qu'il y avait des alternatives au freinage qui réduisaient les probabilités d'une chute, tout en me permettant de perdre un minimum de vitesse.

Voici quelques-uns des meilleurs moyens pour réduire sa vitesse :

- Se mettre en roue libre. Cela a le même effet sur le vélo que lorsqu'en voiture on lâche la pédale d'accélérateur.
- Utiliser la résistance du vent. Je me relève pour utiliser mon torse et mes épaules comme des freins au vent. Cette technique est utile si l'on roule en file. Si je vois que ma roue avant dépasse la roue arrière du coureur devant moi, je dévie légèrement sur le côté. Pendant un court instant, je ne bénéficie plus de la protection du peloton et ma vitesse s'en trouve réduite.
- Savoir anticiper le besoin de ralentir en regardant devant. Cela va me permettre d'utiliser des méthodes autres que le freinage pour réduire ma vitesse.

Appuyez doucement

Une fois que vous avez desserré votre prise, entraînez-vous à utiliser délicatement vos freins, sur un parking par exemple. Vous vous rendrez compte qu'il ne suffit que d'une très légère pression pour les faire fonctionner.

Attention au frein avant

Le frein avant, commandé par la main gauche, est aussi celui qui a le plus d'efficacité dans le freinage. C'est pourquoi il faut faire attention lorsque l'on s'en sert. Abuser du frein avant peut être particulièrement dangereux sur route mouillée : dérapage ou perte de contrôle.

Du bon usage des freins

Le frein arrière est spécialement efficace dans les virages en descente. Mais, pour optimiser le freinage, trouvez le juste équilibre entre l'avant et l'arrière. La pluie change tout pour les cyclistes car l'eau s'écoule sur les jantes. Si vous roulez sur des routes lisses, donnez un petit coup de manette pour enlever l'eau des patins de freins avant d'utiliser vos freins pour ralentir. Dans certaines conditions extrêmes de pluie, ils vous faudra jusqu'à plusieurs dizaines de mètres pour vous arrêter complètement.

15

Les pièges de la route

Tôt ou tard, dans votre vie, vous serez victime d'un accident. L'affirmation est brusque, certes, mais reflète la réalité. Tous les coureurs connaissent les risques de leur métier mais cela ne les empêche pas de rouler. Lance, par exemple, est tombé violemment au cours de la 5e étape du Tour 1995, disputée à Dunkerque. Son maillot s'était déchiré sous le choc et il s'était blessé aux coudes, aux genoux et aux hanches. Les jours qui avaient suivi sa chute ne furent pas les plus agréables et cette blessure l'avait quelque peu démotivé. Lance avait cependant persisté et s'était classé finalement deuxième de la 13e étape à Revel. Son coéquipier Fabio Casartelli n'aurait pas la même chance. L'Italien allait trouver la mort après une chute à plus de 80 km/h dans la descente du Portet-d'Aspet.

Cette chute eut un impact considérable sur le peloton et sur Lance en particulier, qui en fut très affecté. Chose unique dans l'histoire du Tour, les coureurs effectuèrent la 16e étape ensemble, en hommage à Casartelli, et ses coéquipiers se donnèrent la main pour franchir groupés la ligne d'arrivée. De plus, les primes d'étape furent reversées à la famille du coureur décédé. Trois jours après l'accident meurtrier, au cours de la 18e étape dont l'arrivée était jugée à Limoges, Lance se détacha du peloton pour offrir un dernier hommage à son ancien coéquipier. À 25 kilomètres de l'arrivée, il s'échappa d'un groupe de dix coureurs. À l'arrivée, il pointa le ciel avec ses mains avant d'envoyer des baisers imaginaires. Lance dédia plus tard cette victoire à Casartelli, un coureur qu'il admirait depuis sa victoire aux Jeux olympiques de Barcelone, où lui-même avait fini 14e.

Mieux vaux prévenir que guérir

Les coureurs professionnels, tels que Lance Armstrong, ont l'air tellement à l'aise sur leur vélo qu'ils donnent l'impression que leur machine est le simple prolongement de leur corps. Lorsque Lance eut bouclé le Tour de France en 1999, il avait passé les deux tiers de ses journées sur la selle, niché au cœur du peloton, à quelques centimètres de 150 coureurs, et ce pendant trois semaines. Malgré ça, il n'est jamais tombé. Pourquoi ? Lance est un adepte de la philosophie suivante : mieux vaux prévenir que guérir.

Prenez soin de votre matériel

Un des meilleurs moyens d'éviter une chute est de vous assurer que votre vélo et vos pneus sont en bon état. (Reportez-vousau chapitre 4, page 69 et suivantes, pour plus d'informations.)

Connaître le parcours

Connaître le parcours est un plus. Surveillez les changements au cours de vos sorties et n'hésitez pas à emprunter une autre route en cas de travaux, par exemple. Un jour Chris Carmichael aborda un virage qu'il connaissait par cœur. Mais des ouvriers venaient de finir de verser du goudron qui n'avait pas eu le temps de sécher, et Chris se retrouva à terre.

Attention, sol piégeux

Le marquage au sol est toujours dangereux, particulièrement par temps de pluie. Évitez de rouler dessus ou de vous laissez déporter en descente. De même, la pluie rend les plaques d'égout ou encore les rails très glissants. Faites donc très attention. Sachez que la pluie rend les routes plus particulièrement glissantes durant la première heure, car l'eau se mélange à l'huile des

Le conseil de L'ENTRAÎNEUR

Entraînez-vous à ne pas tomber en roulant sur un terrain de football avec deux amis. Vous allez ainsi apprendre à rouler en groupe et savoir comment vous maintenir sur votre vélo après un léger contact physique.

Voici un exercice :

- Roulez tranquillement sur un terrain de football avec deux autres cyclistes. Donnez-vous de légers coups d'épaules, une douzaine au total, pour vous habituer à la sensation.
- Effectuez une nouvelle traversée du terrain en vous penchant l'un sur l'autre puis en reprenant votre position. Vous allez ainsi vous habituer à la pression qu'exercent parfois certains coureurs.
- Au cours de votre troisième traversée, touchez-vous les coudes, là aussi pour connaître la sensation.
- Beaucoup de chutes sont provoquées par le frottement des roues. Profitez d'une quatrième traversée pour frotter votre roue avant à la roue arrière de votre ami. Répétez ce léger choc plusieurs fois au cours de l'exercice. Vous allez ainsi développer vos réflexes.

voitures. La route est souvent plus praticable deux heures après une averse. L'eau ralentit le freinage. Donnez un coup sur chaque poignée pour évacuer l'humidité, avant de véritablement commencer à freiner. Soyez prêt à relâcher rapidement vos freins pour éviter de glisser. Faites également attention aux feuilles mortes qui en automne peuvent provoquer des glissades.

Faites attention aux détails

Au cours d'un récent Tour DuPont, plusieurs coureurs ont été victimes d'une chute lors du franchissement d'un pont. Leurs roues s'étaient glissées entre les fentes du pont qui avait été construit uniquement pour les voitures ou les motos. Dans ce genre de cas, n'hésitez pas à descendre de votre vélo et passez l'obstacle à pied.

Faites en sortes que les autres vous aperçoivent

La pluie et le brouillard affectent la visibilité des automobilistes. Habillez-vous avec couleurs très visibles pour que l'on vous distingue de loin et rajouter des bandes fluorescentes sur vos habits.

Lorsque l'inévitable arrive

En ayant pris soin de faire attention aux détails mentionnés plus haut, vous limiterez les risques de chute. Mais, encore une fois, la chute fait partie du quotidien du coureur. Voici donc quelques conseils pour soigner vos blessures et minimiser les risques sur un vélo.

Faites appel à votre instinct

Certains entraîneurs demandent à leurs athlètes de s'exercer à tomber. Ils estiment qu'ils seront ainsi mieux préparés en cas de réelle chute dans le peloton. Chris et Lance adoptent une tout autre approche. Selon eux, un accident arrive si vite que le coureur a rarement le temps de reproduire ce qu'il a pu apprendre à l'entraînement, il a plutôt tendance à réagir de manière instinctive. Les coureurs de VTT, qui tombent à une vitesse moindre, ont peut-être intérêt à s'habituer aux chutes mais pas les coureurs sur route.

Rasez-vous

Une chute peut survenir à tout moment. Si vous ne supportez pas qu'on vous arrache les poils en enlevant un pansement, rasez-vous les jambes. C'est aussi beaucoup plus agréable pour les massages.

Portez un casque

Cela paraît évident mais on ne le répète jamais assez. Portez un casque à coque dure ainsi que des gants pour protéger vos paumes, qui sont toujours exposées en premier en cas de chute.

Mettez-vous en boule

Lorsque vous roulez en peloton et que vous chutez, votre premier réflexe doit être de vous mettre en boule, les bras et les jambes bien recroquevillés.

Nettoyez les blessures

Les surfaces des routes déchirent votre peau. Il est donc primordial de vous désinfecter. Nettoyez la blessure rapidement en enlevant le sable, le gravier ou toute autre particule. Si vous n'avez pas mieux sous la main, désinfecter la plaie avec de l'eau. Si votre blessure est plus grave, mettez du désinfectant. Il existe des trousses de secours qui contiennent certaines solutions désinfectantes.

Après une chute

Après une longue sortie ou une chute, le meilleur moyen d'apaiser vos douleurs musculaires est de vous reposer, d'appliquer une compresse de glace et de vous étendre, les jambes posées sur un oreiller.

- Repos : au besoin, réduisez vos entraînements pour une meilleure récupération.
- Compresse de glace : appliquez de la glace pour éviter tout gonflement dû à une chute. Mettez des glaçons dans un torchon et appliquez cette compresse à l'endroit de la blessure pendant environ 10 à 15 minutes.
- Allongez-vous, les pieds légèrement surélevés, afin de réduire la circulation sanguine et le risque d'inflammation.

16

Rouler en groupe

Tous les ans, en janvier, Lance et ses coéquipiers de l'US Postal se retrouvent pour préparer la saison à venir lors d'un camp d'entraînement. Les coureurs sont répartis en groupes car chacun a passé les trois mois de l'intersaison à s'entraîner seul et doit absolument retrouver les sensations de la course en peloton.

Lance a véritablement réalisé l'importance de la course en groupe, en 1998, à la Ruta del Sol, dans le Sud de l'Espagne. C'était sa grande course de rentrée depuis son cancer et il s'était entraîné comme jamais pour se présenter au départ de l'épreuve au meilleur de sa forme.

Après une absence de plus de 15 mois – sa dernière course remontait à octobre 1996 – Lance avait perdu l'habitude de rouler en groupe. Il se retrouva soudainement immergé avec 180 coureurs au sein d'un peloton compact sur des routes étroites, en montagne ou en bord de mer, et se rendit compte qu'il n'avait plus ce petit plus qui était sien auparavant. Bien sûr, il affichait une forme impeccable, mais ses techniques de course, comme la capacité à rouler roue dans roue ou à profiter de l'aspiration derrière des coureurs plus rapides, n'étaient plus celles d'un coureur ayant passé six années dans le peloton professionnel.

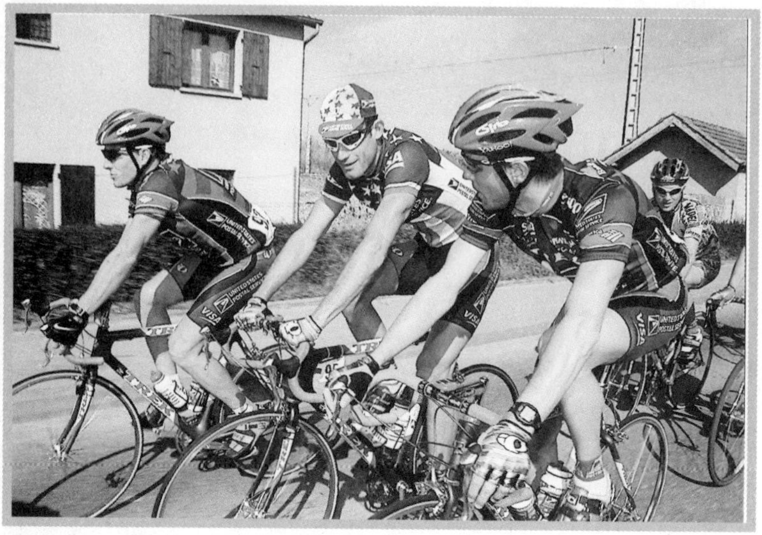

Maîtriser les techniques pour rouler en groupe est essentiel pour être performant en compétition. Ici, on voit Lance avec ses coéquipiers George Hincapie et Frankie Andreu.

Les techniques de course en peloton ne sont pas réservées aux professionnels. Au contraire, les cyclistes de tout niveau devraient pouvoir goûter au plaisir de rouler à plusieurs. Aux États-Unis, toutes les petites bourgades ont un groupe de cyclistes d'une douzaine d'unités qui roulent ensemble tout au long de l'année. La coutume, c'est que l'on roule les premiers kilomètres tranquillement pour pouvoir parler alors qu'on s'éloigne des routes fréquentées. Ce n'est que plus tard, sur les petites routes de campagne, que commence réellement la bagarre...

Les règles et l'étiquette

Chaque groupe a ses propres habitudes, mais il existe certaines règles de base, communes à tous, qui représentent l'étiquette du milieu cycliste.

- Celui qui roule en tête doit annoncer les dangers potentiels de la route : nids-de-poule, débris de verre…
- L'information est relayée par chaque membre du groupe qui prévient la personne derrière lui.
- À l'approche des croisements, le groupe se met en file indienne et le coureur de tête guide les autres.
- À l'approche d'un panneau STOP, le coureur de tête crie « Arrêt » afin que le reste du groupe puisse ralentir et s'arrêter ensemble.
- À l'approche d'un feu de circulation, le coureur de tête annonce s'il faut ralentir, s'arrêter ou continuer.
- Aux croisements, le groupe passe en une fois si la route est dégagée. Dans le cas inverse, le groupe se divise en plusieurs petits groupes qui passent chacun leur tour.
- Dans les descentes, le coureur de tête s'efforce de pédaler pour éviter aux coureurs qui le suivent de trop freiner.

Les bienfaits de l'aspiration

Savoir profiter de l'aspiration est un élément essentiel de la course en peloton. Un coureur qui profite de l'aspiration fournira en gros 25 % d'effort en moins à la même allure que celui qui prend le vent.

En jargon cycliste, on dit souvent « rester dans la roue » ou même « sucer la roue ». Toujours est-il que l'aspiration permet, sur les routes plates, un réel nivellement des valeurs entre les coureurs.

Bien sûr, pour pouvoir profiter de l'aspiration, il faut être capable de rouler juste derrière un autre coureur. À allure modérée (entre 25 et 30 km/h), la distance entre la roue arrière du coureur de tête et la roue avant

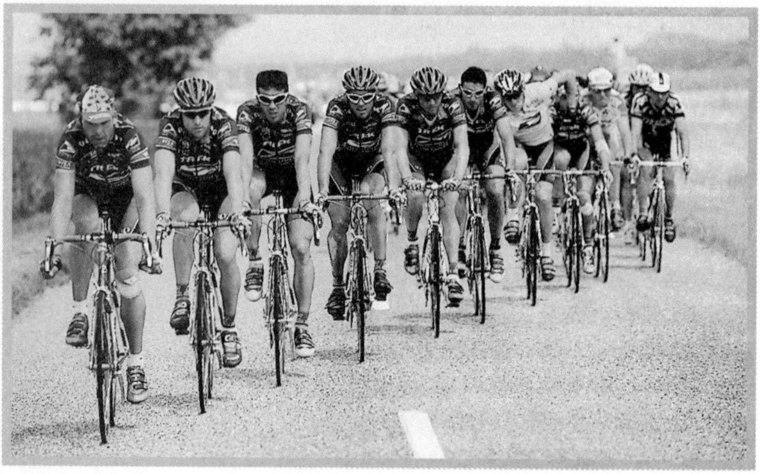

L'équipe US Postal utilisant l'aspiration. Les coureurs ont formé un éventail pour se protéger d'un vent de côté.

de celui qui le suit doit être comprise entre 15 et 30 centimètres. Lorsque la vitesse augmente, la distance augmente elle aussi. Au-dessus de 48 km/h, par exemple, on peut se permettre de laisser une longueur de vélo tout en bénéficiant pleinement de l'aspiration.

TECHNIQUES POUR ROULER EN GROUPE

Que l'on soit en petit groupe ou en peloton, il faut rouler de manière fluide et prévisible pour les autres. Dans le cas contraire, c'est souvent l'accident.

Rester ensemble

Rouler en groupe est plus sûr que de rouler seul en cas de grosse circulation. Avec six coureurs ou plus, le groupe est plus facilement visible des véhicules. Mais que vous rouliez à trois ou à cinquante, vous devrez toujours rester ensemble lorsque vous vous mêlez à la circulation.

Éviter les coups de guidon

La règle dit qu'il ne faut jamais placer sa roue au même niveau que celle d'un autre coureur. Mais ce genre de situation arrive fatalement. Si tel est le cas et que vous donnez un coup de guidon, les roues s'entrechoqueront et le risque de chute est élevé. Pour ne pas donner de coups de guidon intempestifs, passez au-dessus des petits obstacles que vous éviteriez normalement si vous étiez seul. Pour les plus gros, comme les voitures ou les débris sur la route, avertissez verbalement de la marche à suivre.

Soyez prévisible dans les virages

Suivez la trajectoire normale dans les virages : rentrez large, coupez l'angle et sortez large.

Préparez-vous pour les côtes

Lorsqu'un coureur se lève de sa selle pour se mettre en danseuse, il va naturellement ralentir avant de se relancer. Souvent, le coureur placé derrière lui percutera sa roue arrière et chutera. Pour éviter ce genre d'incident, passez la vitesse supérieure avant de vous lever pour compenser le ralentissement de la cadence de pédalage. Le coureur placé derrière vous n'aura pas l'impression que votre vélo recule par rapport au sien.

Rouler sur deux files

S'il n'y a pas trop de circulation et que la route est suffisamment large, il n'est pas rare de voir des groupes de coureurs rouler sur deux files. Généralement, les deux coureurs de tête font la locomotive pendant 15 ou 20 secondes avant de glisser sur la gauche pour laisser deux autres prendre le commandement. Ceux qui se trouvaient en tête arrêtent de pédaler et ralentissent pour prendre leur place en queue du groupe, ou au milieu de la file selon la taille et la manière dont le groupe s'organise.

ASSURER LE TRAIN

Lorsque chaque coureur du peloton prend un relais en tête, on dit que le groupe assure un train. Chaque coureur prend le vent puis rétrograde à l'arrière et ainsi de suite. L'homme de tête protège les autres de la pression de l'air et leur permet de rouler plus facilement.

Varier la durée des relais

La durée du relais pris par un coureur dépend de la vitesse à laquelle roule le groupe. Plus elle est élevée et plus court sera le relais. Entre 25 et 35 km/h, la règle est de rester en tête une quinzaine de secondes, ou 200 à 300 mètres selon la physionomie de la route. Au-delà de 40 km/h, et au fur et à mesure que la vitesse augmente, réduisez d'une seconde ou deux la durée du relais par tranches de 2 km/h.

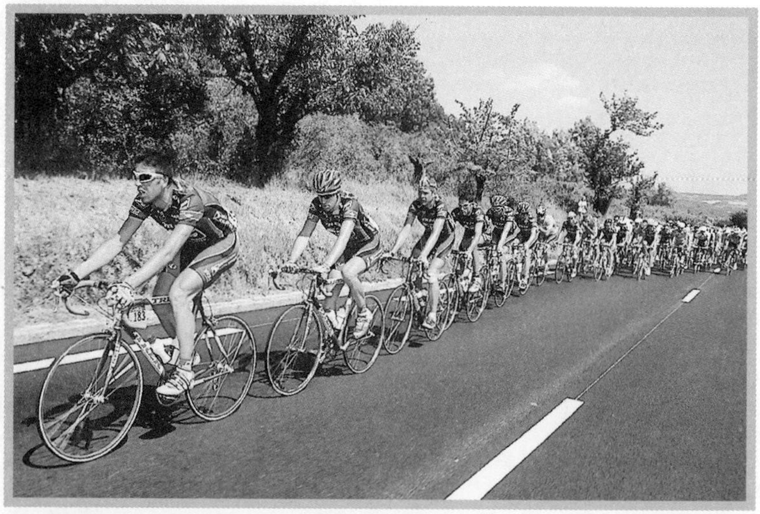

Les coureurs de l'US Postal prennent des relais en file indienne sur la 11e étape du Tour 1999. Cette organisation est utilisée en cas de vent de face ou de dos.

Le conseil de L'ENTRAÎNEUR

Regarder au-dessus de son épaule est une technique qui s'apprend comme n'importe quelle autre. Au début, les coureurs ont tendance à se décaler du côté opposé en tournant la tête. Certains ont trouvé une solution en commençant par tendre le bras gauche derrière eux (s'ils regardent au-dessus de l'épaule gauche) avant même de tourner la tête. Cela peut paraître étrange, mais c'est réellement efficace pour garder une trajectoire linéaire.

Ne pas squatter la tête

Attention à ne pas prendre des relais trop longs. Vous paieriez les efforts consentis et, au bout du compte, vous ralentiriez le groupe, ce qui est exactement l'inverse de l'effet recherché.

Rester concentré

Lorsque vous êtes en tête, assurez-vous de garder une trajectoire rectiligne en levant la tête et en choisissant un point de visée, une centaine de mètres devant vous. Si la route tourne, regardez suffisamment loin pour conserver une trajectoire stable. Ne baissez pas la tête, car les petites corrections de trajectoire que vous devrez effectuer seront amplifiées le long de la file de coureurs.

Rétrograder

À la fin de votre relais, regardez brièvement en arrière pour voir si la voie est libre. Ces coups d'œil doivent être les plus brefs possible car on a toujours tendance à se décaler de l'autre côté. Si la voie est libre, décalez-vous d'une largeur d'épaule sur la gauche et réduisez votre cadence de pédalage afin que le coureur suivant puisse se porter à votre hauteur. Une fois sur le côté, glissez à l'arrière de la file. Les coureurs peu expérimentés ont souvent tendance à trop s'éloigner de la file après leur relais. Du coup, ils ne profitent pas de la protection contre le vent offerte par les autres coureurs. À l'approche de la queue, soyez sur vos gardes, et, dès que vous apercevez les pédales du dernier coureur, c'est le moment de vous décaler à nouveau pour réintégrer la file.

Passer son tour

Si vous êtes fatigué, n'hésitez pas à passer votre tour autant de fois que nécessaire en restant à l'arrière. Indiquez aux coureurs qui descendent que vous êtes fatigué et faites-leur de la place devant vous.

Regarder devant soi

C'est une erreur courante pour un débutant que de regarder la roue arrière du coureur qui le précède au lieu de regarder plus en avant pour anticiper ses gestes. Soyez attentif à ce que fait l'homme de tête et prévoyez les manœuvres à venir. S'il se décale à gauche pour éviter un trou, alors vous savez que le suivant fera la même chose et ainsi de suite.

Adapter sa vitesse

La vitesse fluctue sans arrêt dans la file selon la physionomie du terrain et les conditions atmosphériques. Lorsque vous vous faites dépasser par un coureur, réduisez votre vitesse en vous mettant en roue libre ou en bombant le torse pour offrir plus de résistance. À l'inverse, si vous voulez combler un écart, pédalez plus vite en faisant attention de ne pas trop en faire lorsque vous vous remettez dans l'aspiration.

Gérer les vents de côté

Les vents latéraux vont avoir un effet néfaste sur le phénomène d'aspiration dans les files de coureurs.

Dans ces cas-là, il est préférable de former un éventail : les coureurs s'alignent sur l'homme de tête selon un angle qui leur permet de se protéger au mieux du vent et de profiter au maximum de l'aspiration. Roulez toujours sur le côté abrité du vent.

La formation d'éventails est généralement réservée aux courses lorsque les routes sont fermées à la circulation. Cela dit, vous pouvez vous y essayer lors de vos sorties du dimanche si vous vous limitez à trois coureurs de front, ce qui implique de former plusieurs éventails. Lorsque l'homme de tête a fini son relais, il se décale dans le vent. Si celui-ci vient de la droite, le coureur de tête se décale sur la droite et le suivant prend sa place. Faites de petits relais (10 secondes, 150 ou 200 mètres) car la résistance au vent est plus importante que dans la configuration classique.

17

Météo

Les coureurs professionnels du calibre d'Armstrong considèrent la météo comme un facteur supplémentaire à part entière d'une compétition. De février à octobre, le peloton doit faire face aux pires averses comme aux plus lourdes chaleurs. Les coureurs ne se laissent donc pas décourager par le premier caprice météorologique. Au contraire, ils s'habillent en fonction et essaient de s'adapter au mieux. Ils n'ont pas le choix, cela fait partie du métier.

Le cycliste du dimanche n'a pas la même pression. Mais il doit tout de même connaître les précautions à prendre. Vous ne pouvez pas vous contenter de rouler quand il fait beau et chaud car vous risqueriez de ne pas sortir souvent. Et puis, il est fort probable que certaines sorties commencées sous un soleil de plomb s'achèveront avec un fort vent de face ou sous la pluie.

Lance a compris très tôt dans sa carrière que la météo était un facteur primordial dans une compétition. Deux semaines après avoir participé aux Jeux olympiques de Barcelone, il était au départ de la Classique San Sebastian, une manche de la Coupe du monde, disputée en août, qui avait attiré les meilleurs du moment, parmi lesquels le futur vainqueur, Raoul Alcala, un ancien coéquipier de Chris Carmichael.

L'histoire serait magnifique si l'on vous racontait que Lance Armstrong, un jeune venu du Texas, marqua de son empreinte cette course. Il n'en fut rien. Lance fut rarement aussi mauvais que sur cette épreuve. Il franchit la ligne d'arrivée 30 minutes après Raoul Alcala, en dernière position. Ce jour-là, les coureurs avaient pris le départ sous le soleil. Mais l'humidité qui caractérise ces chaudes journées d'août avait vite laissé place à un violent orage. Dans la deuxième moitié de la course, le peloton avait ainsi affronté la grêle, la pluie et un vent très puissant, un réel déluge qui avait transformé les routes en rivières. Beaucoup de coureurs, parmi lesquels l'Italien Gianni Bugno, ne purent éviter la chute.

Lance n'était pas tombé mais s'était vite retrouvé seul à l'arrière du peloton. Le chauffeur de la voiture-balai l'avait invité plusieurs fois, en klaxonnant, à rejoindre les autres cyclistes, en vain. Trempé jusqu'aux os, pétrifié de froid, Lance avait franchi la ligne d'arrivée dans l'anonymat le plus complet. Les organisateurs de la course avaient déjà rangé les tribunes et la circulation avait été réouverte aux voitures.

Lance est désormais un fervent défenseur d'un adage propre au peloton professionnel : « Prends toujours un vêtement de pluie avec toi, au cas où... » Cette expérience inoubliable lui a depuis servi de leçon. Trois ans plus tard, il effectua son grand retour au Pays Basque et

Faites comme LANCE

Peu m'importe l'époque de l'année ou le parcours, j'aime porter des lunettes de soleil pour mon confort et également par sécurité. Cela me protège évidemment du soleil mais aussi du vent, de la pluie ou encore des insectes et autres poussières. Cela m'évite enfin de pleurer lorsque l'on dévale les cols à grande vitesse.

devint le premier Américain à inscrire son nom au palmarès d'une épreuve de Coupe du monde.

La chaleur

De tous les facteurs météorologiques, la chaleur est celui qui, dans une épreuve cycliste, affecte le plus les performances. Lance prend donc soin de se protéger des rayons du soleil, de s'habiller aussi légèrement que possible et de se désaltérer fréquemment. Il est fondamental de boire en plus grande quantité dès que le thermomètre grimpe. Lance a ainsi l'habitude de boire avant et après chaque sortie, en entraînement comme en compétition. Il porte toujours deux bidons sur son vélo et souvent un autre dans son maillot. Il s'assure également de prendre de nouveaux bidons aux ravitaillements en plus de ceux que lui ramènent ses coéquipiers durant la course. De récentes études ont prouvé que, par temps chaud, un cycliste perd plus d'un litre d'eau par heure. Un coureur a donc vite fait de se retrouver déshydraté. En cas de déshydratation, votre sang s'épaissit et la demande sur votre système cardiovasculaire est plus importante. Autrement dit, votre cœur travaille plus qu'en temps normal.

Les boissons énergétiques

Il existe aujourd'hui plusieurs marques de boissons énergétiques. Choisissez celles qui contiennent au moins 4 grammes d'hydrates de carbone et 1 gramme de protéines. Assurez-vous de boire au moins un demilitre avant votre sortie. N'attendez jamais d'avoir soif. Essayez par la suite de boire régulièrement, toutes les 10 minutes environ.

Les camel-packs

D'abord utilisées par les vététistes, ces poches d'eau que l'on porte sur son dos pour boire à tout moment, ont désormais la faveur des cyclistes sur route. Lorsque vous roulez sous une forte chaleur, vous pouvez, par précaution, remplir votre pack à moitié, le laisser au réfrigérateur pendant la nuit puis remplir l'autre moitié le matin suivant avec une boisson énergétique.

Pesez-vous

N'hésitez pas à sauter sur votre balance après une sortie. Si vous avez perdu un peu plus d'un kilo, cela signifie simplement que vous n'avez pas assez bu. Pensez donc dans les heures qui suivent votre sortie à boire régulièrement.

La tenue estivale

Les températures grimpent très vite en été au Texas, c'est pourquoi Lance Armstrong s'entraîne toujours très tôt le matin. Il prend souvent la route dès l'aube et jamais après 6 h 45. En se levant aussi tôt, il évite également les pics de pollution.

Voici ce que vous devez porter pour vous protéger de la chaleur :

- des habits en fibres antitranspirantes de couleur claire pour renvoyer la chaleur
- une paire de fines chaussettes
- un bandeau antitranspirant
- de la crème solaire
- des lunettes de soleil.

Le vent

Le vent est l'un des plus féroces ennemis du peloton. Lance Armstrong a appris au cours de sa carrière à rouler face au vent, car sa région d'Austin est constamment ventée. En compétition, le vent de face offre souvent l'occasion de placer une attaque. À l'entraînement, la résistance supplémentaire est un excellent moyen pour développer sa puissance.

Le coupe-vent

Lorsque le vent souffle, n'oubliez pas votre coupe-vent. Il existe aujourd'hui certains modèles dans des matières plus résistantes.

Pédalez plus vite

Pour vos longues sorties, n'hésitez pas à vous mesurer au vent. Partez avec le vent de face. Vous l'aurez dans le dos sur votre chemin du retour et cela vous permettra de vous entraîner à rouler à une cadence supérieure.

Entraînez-vous sur votre home-trainer

Si le vent souffle trop fort, il est préférable de reporter votre séance d'entraînement ou de l'effectuer sur un home-trainer. Au centre d'entraînement olympique dans le Colorado, le vent souffle parfois jusqu'à 90 à 100 km/h. Dans de telles conditions, Lance préférait s'entraîner *indoor* en attendant que le vent faiblisse.

Le froid

Lorsque vous vous apprêtez à rouler par temps froid, mettez plusieurs épaisseurs. Vous pourrez les enlever au fur et à mesure si le temps se réchauffe ou si vous-même vous réchauffez. Ouvrez votre maillot avant d'attaquer une ascension mais n'oubliez pas de remonter la fermeture Éclair avant de vous lancer dans la descente. Si la descente est assez longue, vous pouvez également mettre un coupe-vent.

Restez au chaud quand le gel fait son apparition

Si les températures sont trop basses, les routes risquent d'être gelées, surtout dans les endroits ombragés, et la probabilité d'une chute s'en trouve accrue. Vous pouvez en profiter pour accumuler des kilomètres sur votre home-trainer ou vous renforcer musculairement.

Roulez quand l'air est pur

On associe souvent la pollution aux températures estivales, mais les matins d'hiver réservent bien des surprises, surtout lorsque le vent est faible. Les conditions s'améliorent souvent dans l'après-midi.

Couvrez-vous dans les descentes

Chaque année, lors du Tour de France, les téléspectateurs voient les coureurs professionnels se couvrir dès qu'ils arrivent au sommet des plus grands cols alpestres et pyrénéens. Cette précaution ne vaut pas que pour Lance Armstrong, elle vous concerne également.

Faites comme LANCE

Pour la majorité des cyclistes, la pluie est synonyme d'entraînement *indoor*. Pour moi, un jour de pluie n'est pas différent des autres, je dois malgré tout aller au boulot ! Je m'habille bien et je pars m'entraîner. Je porte des vêtements chauds, puis je m'équipe en fonction : une protection en Lycra par-dessus mon casque, des protège-chaussures et des gants. Je mets un collant et une veste imperméable. J'essaie constamment de trouver des habits qui me permettent de respirer, de réguler la température de mon corps en fonction du temps extérieur. Je fais également attention à ce que ma veste de pluie ne puisse se coincer dans la chaîne.

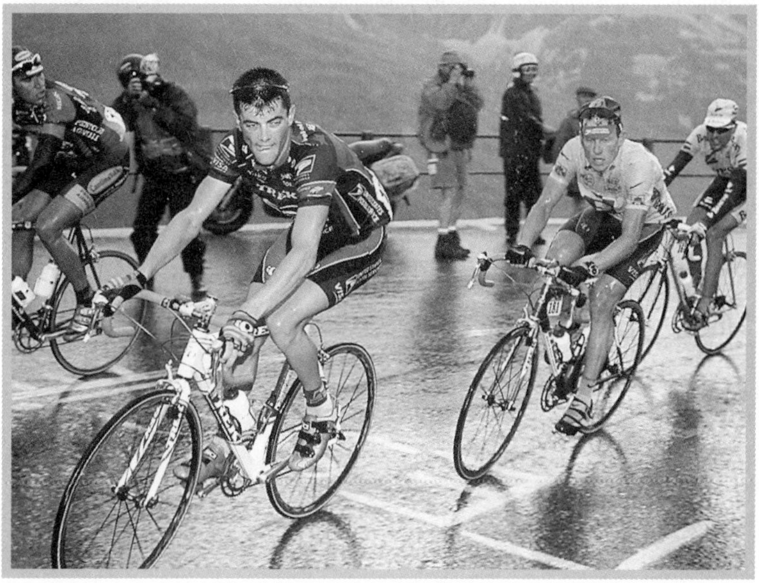

Lance Armstrong et Kevin Livingston en pleine ascension, sous la pluie, lors de la 9e étape du Tour 1999.

Pensez à récupérer

L'entraînement hivernal exige une plus longue période de récupération. Votre niveau de forme est plus bas et les conditions climatiques sont plus exigeantes. Réduisez donc le kilométrage de vos sorties et n'oubliez pas de bien récupérer.

Se protéger du froid

Les équipementiers cyclistes rivalisent d'inventivité depuis quelques années. Les uns fabriquent des tenues en Lycra, les autres en polypropylène. Sans parler du polyester qui a déjà été décliné sur plusieurs modèles. Tous ces tissus synthétiques permettent au corps de respirer. Ils absorbent la sueur et l'évacuent sans influer sur la température du corps. Lance Armstrong et tous les autres professionnels utilisent ce genre de vêtements

Le conseil de L'ENTRAÎNEUR

Vous avez un rhume et vous vous demandez si vous devez rouler ou non. Si vous êtes fiévreux, la réponse est non. Ne faites jamais de sport. Si vous êtes congestionné, que vos sinus sont légèrement bouchés, une petite séance allégée, d'une heure environ, pas plus, peut être bénéfique.

pour s'habiller contre le froid, le vent ou la pluie. Il est tout aussi capital de bien couvrir les extrémités du corps : les pieds, les mains et la tête. Au début de votre sortie, vous ne devez pas avoir trop chaud car votre température corporelle va très vite grimper avec l'effort.

La tête

Lorsque la température est inférieure à 10 °C, pensez à mettre une protection en Lycra ou en Goretex par-dessus votre casque. Vous pouvez également porter un bonnet spécifique pour être sûr d'être bien protégé, une cagoule, un bandeau ou des cache-oreilles.

Les mains

Il existe plusieurs sortes de gants, selon vos préférences et le type de climat. Achetez de préférence deux paires de gants, dont une pour le grand froid. Dans ce cas, les bonnes vieilles moufles sont conseillées.

Les pieds

Il existe là aussi plusieurs modèles de protège-chaussures. Les plus sophistiqués vous protègent jusqu'au mollet, les autres vous couvrent uniquement le pied. Souvent, le froid au pied vient d'une mauvaise circulation sanguine. Pensez donc à vérifier que vos chaussettes ne sont pas trop serrées.

Vitesse du vent (km/h)	Température (°C)									
0	0	2	-1	-4	-6	-12	-15	-17	-20	-23
	Température en fonction de la vitesse du vent (°C)									
8	0	-2,7	-5,5	-8,8	-11,6	-14,4	-17,7	-20	-23	-26
16	-5,5	-8,8	-12	-16	-19,4	-22,7	-26	-30	-32,7	-36,6
24	-8,8	-12,7	-16,6	-20	-23,8	-27,7	-31,6	-35	-38,8	-42,7
32	-11	-15,5	-19,4	-23,3	-27,2	-31	-35	-39	-43	-47
40	-13	-17	-21,6	-26,1	-30	-33,8	-37,7	-42,2	-46	-50
48	-14,4	-18,8	-23,3	-27,7	-31,6	-36	-40,5	-45	-48,8	-53,3
56	-15,5	-20	-24,4	-28,8	-32,7	-37,2	-41,6	-46,6	-50	-55
64	-16	-20,5	-25	-29,4	-33,8	-38,3	-42,7	-47,2	-51,1	-56,1

Les jambes

Lance porte une paire de collant. Si la température est proche de 0°, voire inférieure, vous pouvez porter un second short sous votre collant.

Les bras

Les manchettes sont utiles car elles peuvent se retrousser ou s'enlever si le temps change.

Le conseil de **L'ENTRAÎNEUR**

Par temps froid, montez des pneus plus épais que d'habitude afin de réduire les risques de crevaison. Car qui dit crevaison, dit réparation à mains nues. En hiver, certains coureurs préfèrent sortir en VTT pour avoir un meilleur confort sur la neige ou le gel.

Le torse

La veste est irremplaçable puisqu'elle vous protégera du vent. Il existe plusieurs sortes de vestes de différentes épaisseurs et de matières variées. Si vous en avez les moyens, achetez deux à trois vestes différentes. Vous serez ainsi habillé pour l'hiver !

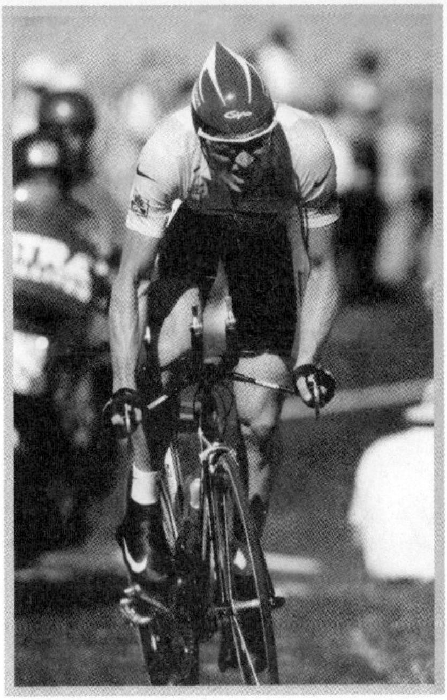

IV

Les techniques des pros

18

Un mental à toute épreuve

Lorsque Lance a enfilé le maillot jaune après huit jours de course dans le Tour 1999, la plupart des journalistes et des observateurs s'accordaient à dire que ni lui ni son équipe ne résisteraient à la pression et qu'il le céderait avant l'arrivée à Paris. Il est vrai après tout que l'équipe US Postal n'avait pas été directement sélectionnée par la direction du Tour. Au printemps et au tout début de l'été, Lance et ses coéquipiers avaient dû batailler ferme dans tous les coins d'Europe pour récolter ces précieux points UCI qui permettent de figurer sur la liste tant convoitée des vingt équipes conviées sur le Tour. Les « postiers », comme on les appelle familièrement, étaient même considérés comme l'une des équipes les plus faibles du peloton.

Après la victoire de Lance dans le premier contre-la-montre de Metz (8e étape), l'équipe US Postal avait désormais la lourde tâche de défendre le maillot jaune de leur leader. Le peloton traversa les Alpes, les Pyrénées et, jour après jour, Tyler Hamilton, George Hincapie, Kevin Livingston, Christian Van de Velde et Frankie Andreu se sacrifièrent à tour de rôle pour emmener

Lance dans les ascensions et pour préserver son maillot jaune. Les étapes défilaient et tous ses coéquipiers se retrouvaient en tête du peloton pour assurer le train ou pour revenir sur les échappées. Ils le protégèrent constamment du vent pour lui permettre de rester le plus frais possible physiquement. Et, lors du dernier contre-la-montre, au Futoroscope de Poitiers (19e étape), Lance apporta sa pierre à l'édifice en remportant l'étape. Le lendemain, libéré de la responsabilité de protéger son leader, Hamilton se déchaîna pour terminer à une remarquable 3e place sur les Champs-Élysées. Sur le podium, Lance, qui avait porté le maillot jaune sans interruption depuis Metz, dédia sa victoire à ses coéquipiers.

Comment les US Postal avaient-ils réussi à rouler avec tant de panache et à faire preuve d'une telle force mentale ? Ils se sont comportés en champions en parvenant à trouver l'équilibre entre la préparation mentale et le choix d'objectifs soutenus par un travail physique intense et précis. L'investissement et la passion sont les deux moteurs de la réussite, dans le cyclisme comme ailleurs. La démarche holistique de Lance dans sa préparation physique et mentale fut la clé de sa victoire dans le Tour, une épreuve pourtant réputée comme étant parmi les plus dures, tous sports confondus. Lance parvient à se motiver pour ses 120 jours de course entre février et octobre. Pourtant, il est souvent le premier à reconnaître qu'il préférerait être ailleurs. Ce n'est pas toujours évident de rouler sous la pluie ou par un vent glacial, avec la peur incessante de la chute et de l'accident. Mais, depuis sa bataille gagnée contre le cancer, il sait pertinemment qu'il y a des choses plus pénibles que d'être sur un vélo. C'est précisément ce recul-là qui l'empêche de se décourager lorsqu'il souffre sur sa machine.

Pour positiver et éliminer les doutes, Lance et ses coéquipiers se sont fixés des petits objectifs qui les amenèrent à la victoire dans le Tour 1999. Toutes les séances d'entraînement et les courses n'étaient en fait qu'une préparation pour les trois semaines cruciales de juillet. Ce processus mental a permis à Lance d'affûter son désir d'entraînement, de telle sorte qu'il était capable d'assumer une préparation sur une année entière.

Pour garder une certaine fraîcheur d'esprit au quotidien, il est nécessaire de se trouver d'autres centres d'intérêt. Après avoir roulé toute la journée, que ce soit à l'entraînement ou en course, Lance se connecte sur son ordinateur et surfe sur le web. Il aime aussi lire des magazines ou regarder des films. Il passe également beaucoup de temps à s'occuper de la Fondation Lance Armstrong, une association basée à Austin destinée à lutter contre le cancer.

Les grands champions ont en commun une énorme capacité à se concentrer. Sur le Tour, lorsque la presse s'était acharnée sur Lance en se faisant l'écho de soupçons infondés de prise de produits interdits, il ne s'était pas laissé distraire et avait gardé son esprit sur la course, ses rivaux et leurs équipes, les étapes à venir et les routes qui l'attendaient. D'autres personnes plus fragiles auraient été perturbées par cette pression médiatique,

Le conseil de **L'ENTRAÎNEUR**

J'ai vu beaucoup de sportifs gagner des Championnats du monde ou des Jeux olympiques, alors que d'autres, tout aussi talentueux, n'y sont jamais parvenus. Quelle est la différence entre un sportif qui gagne et celui qui revient à la maison les mains vides ? Les vainqueurs ont réussi à intégrer une préparation mentale à leur programme d'entraînement physique. Lorsqu'ils ne parviennent pas à atteindre leurs buts, ils ne voient pas ça comme un échec. Ils se disent juste que l'approche qu'ils ont adoptée n'était pas la bonne et qu'il faudra donc s'entraîner différemment pour réussir.

pourtant, après chaque étape, il se refusait à toute pensée négative. Dans le dernier contre-la-montre, il s'est présenté avec une attitude positive qui le mena droit à la victoire. Son niveau de performance a aussi contribué à entretenir un bon esprit dans l'équipe et à se maintenir dans une spirale de succès.

Les objectifs pour réussir

Il n'y a pas de formule magique pour réussir dans le vélo, mais tout le monde s'accorde à dire qu'il faut obligatoirement se fixer des objectifs. Avant de courir derrière vos envies et vos désirs, vous devez déterminer précisément vos objectifs et la manière dont vous souhaitez les atteindre. Vous voulez gagner un critérium régional ? Améliorer votre temps sur 100 kilomètres ? Perdre du poids ? Quelle que soit votre ambition, il est obligatoire d'établir un plan. Parfois, le travail nécessaire pour atteindre votre but pourra sembler pénible, les compétitions trop dures, le temps gelé ou humide, vos responsabilités familiales ou professionnelles trop prenantes... Tout cela pourra remettre en cause votre investissement dans la réalisation de votre objectif. Soyez conscient que le chemin qui mène au but peut changer et qu'il vous faudra réadapter votre entraînement aux pressions que vous subissez dans la vie courante. Mais, dans tous les cas, vous devez rester concentré sur votre objectif.

Se fixer des petits objectifs en chemin

Pour éviter de se lasser des efforts requis pour atteindre un objectif à long terme, concentrez-vous sur des objectifs à court terme, sur des périodes de 3 semaines ou un mois. Cela peut aller de la petite course régionale jusqu'à l'ascension d'un col voisin. Limitez-vous à deux objectifs par période de 4 semaines.

Dépasser un plafond d'entraînement

Beaucoup de coureurs se sont retrouvés confrontés à un problème lorsqu'ils avaient atteint un plafond à l'entraînement et qu'ils n'arrivaient pas à le dépasser. Une fois de plus, c'est en intégrant l'aspect mental à la préparation physique que vous trouverez les solutions à ce problème.

Changement

Soyez réceptif à d'autres formes d'entraînement ou à d'autres approches de la course. Envisagez les choses de manière différente, cassez la routine, prenez du recul. J'ai souvent entendu des coureurs dire qu'ils plafonnaient alors que deux ans auparavant, ils avalaient les kilomètres à cette époque de l'année, ou qu'ils volaient littéralement sur leur machine. C'est une erreur de penser qu'une technique d'entraînement qui a marché une fois fonctionnera à tous les coups. Les choses évoluent et vos performances sont influencées par une multitude de facteurs.

Prendre du recul

Si vous avez essayé de grimper cette « côte de la mort » à une certaine vitesse sans jamais y parvenir, c'est le moment de la laisser de côté. Concentrez-vous sur autre chose, comme vos techniques de sprint ou de descente, par exemple. Revenez affronter la côte quelques semaines plus tard. Vous serez le premier surpris en arrivant au sommet à peine essoufflé.

Positiver

Vous et vous seul tenez les rênes de votre réussite. Ce n'est pas la faute de la météo, des autres ou de vos conditions d'entraînement. Au lieu de blâmer le temps qui vous empêche de sortir pour vous entraîner, enfourchez votre vélo d'appartement et tournez les jambes. L'une des clés de votre réussite sera de gérer positivement votre programme d'entraînement.

Diviser les séances d'entraînement

Chaque séance devrait inclure une liste d'objectifs : cadence de pédalage, rythme cardiaque ou distance. Gardez-les bien en tête et vous aurez une motivation bien définie pour chaque sortie.

Définir des catégories d'objectifs

Classez vos objectifs par groupes. Vous pourriez par exemple avoir envie de perdre 4 kilos, d'augmenter votre seuil lactique, ou encore d'améliorer vos techniques pour rouler en groupe.

Noter les objectifs noir sur blanc

Faites-vous un petit carnet où vous écrivez vos objectifs. Jour après jour, notez vos progrès et vous aurez là une bonne source de motivation pour continuer.

CIBLER UN PIC DE PERFORMANCE

Vous devez atteindre l'intensité maximale dans votre entraînement environ trois semaines avant le pic de performance ou l'événement phare que vous vous êtes fixé : augmenter votre capacité aérobie, votre force ou

Faites comme LANCE

En général, je détermine mes objectifs un an à l'avance. Après ma victoire dans le Tour 1999, je m'en suis fixé deux pour l'année suivante : défendre mon titre dans la Grande Boucle et rapporter une médaille des Jeux olympiques de Sydney. Je suis conscient qu'il y a beaucoup de paramètres indépendants de ma volonté, mais, en me concentrant sur un objectif majeur, j'en tire une réelle motivation. Pour rester concentré, je n'ai de cesse de déterminer en chemin des objectifs mineurs, et chacun d'eux me rapproche un peu plus du but ultime.

votre endurance... Au cours des trois semaines qui précèdent le jour J, vous devez réduire régulièrement votre entraînement pour reposer vos muscles et préparer votre corps.

Réduire le volume

Réduisez votre volume d'entraînement hebdomadaire de 5 à 10 % deux semaines avant l'événement phare. Lors de la dernière semaine, amputez vos séances de 5 %. Ainsi, si vous vous entraînez 15 heures par semaine, passez à 14 heures deux semaines avant, puis à moins de 13 heures au cours de la dernière semaine.

Reconnaître le parcours

Si vous en avez la possibilité, allez reconnaître les routes qu'empruntera la course et recréez le même type de profil pour votre entraînement. S'il y a beaucoup de côtes, incluez une séance d'ascensions. Si la course se déroule en pleine chaleur, alors entraînez-vous aux heures chaudes de la journée.

Garder l'intensité

Si vous êtes un cycliste du dimanche, vos sorties doivent être intenses mais plus courtes que d'habitude. Si vous êtes un compétiteur sérieux, entraînez-vous à une allure supérieure à celle de la course, mais sur une plus courte distance. Dylan Casey, l'un des équipiers de Lance, participa en 1999 aux Jeux panaméricains de Winnipeg, au Canada. Il s'était aligné sur la poursuite individuelle, ce qui équivaut à un contre-la-montre de 4 kilomètres. Durant les trois semaines qui précédèrent la compétition, ses séances d'entraînement furent courtes, mais très intenses. Il roulait la moitié de la distance, soit 2 kilomètres, mais bien plus rapidement que sa vitesse normale en course. Le jour J, Casey remporta la première médaille d'or de l'équipe américaine.

Expérimenter

Plus vous êtes en forme et moins vous aurez besoin d'alléger votre entraînement avant un grand événement. Pour le Tour 1999, Lance n'a commencé à réduire ses séances que trois jours avant le prologue. Vous ne pouvez pas déterminer la durée de votre période « allégée » si vous n'avez pas l'expérience suffisante. Les conseils donnés ci-dessus restent un bon point de départ.

Temporiser

Il est parfois plus difficile de se préparer mentalement pour un événement phare que d'arriver en forme physiquement. Pour ce qui est de l'entraînement, vous avez des repères, des chiffres, des distances. Ce n'est pas aussi simple dans la tête. Il faut sans cesse regarder de l'avant et éviter certaines distractions au moment d'aborder la dernière ligne droite de la préparation. En même temps, n'ayez de cesse de visualiser votre réussite et rappelez-vous à chaque instant la quantité de travail à fournir pour en arriver là.

Être patient

Certains cyclistes ruinent leur préparation dans les derniers jours en essayant de s'occuper par d'autres activités. Contentez-vous de prendre du recul et de vous relaxer, en pensant à l'événement ciblé. Utilisez ce bonus de temps pour vérifier les réglages de votre vélo et assurez-vous de bien dormir vos 8 heures par nuit.

Ne sortez pas des sentiers battus

Ce n'est pas trois jours avant la compétition qu'il faut commencer à essayer des nouvelles choses à l'entraînement ou des nouveaux produits alimentaires. Contentez-vous de ce qui vous a toujours bien réussi.

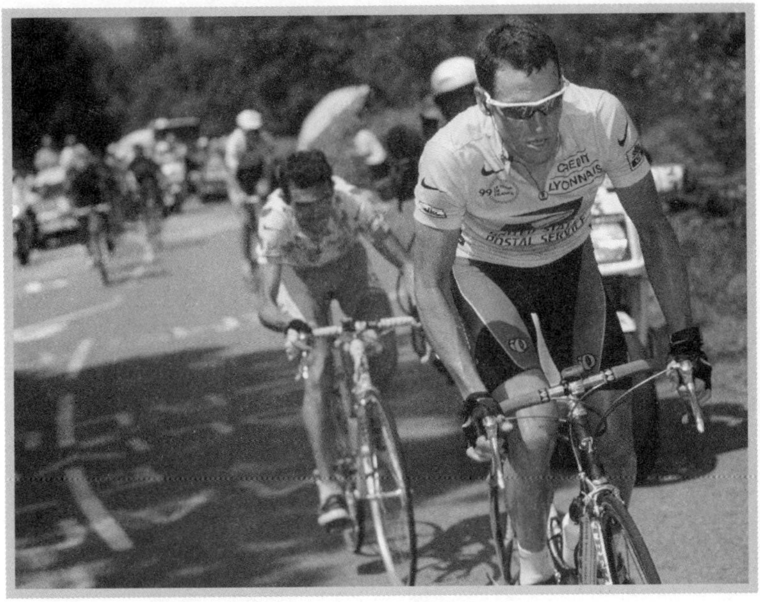

Le Jour J : Lance est en danseuse au cours de la 15e étape du Tour 1999.

Établir un rituel

C'est capital pour la nuit qui précède et le jour de la compétition. Un rituel bien établi vous aidera à mieux dormir la veille. Planifiez votre jour de course en commençant par le réveil afin d'avoir suffisamment de temps pour avaler un bon petit déjeuner, vous échauffer, assembler votre vélo et avaler une collation. Vous resterez concentré si vous vous contentez de suivre une habitude bien établie.

19

Les virages

Lance Armstrong a appris sur le tard à aborder les virages et à tourner à grande vitesse. Ses circuits préférés dans la banlieue de Dallas ne lui avaient jamais permis plus jeune de travailler cette technique. Ce n'est que plus tard, lorsqu'il eut rejoint l'équipe nationale junior et qu'il dut rouler sous la pluie, la neige, sur des routes sans rambardes de sécurité, qu'il appréhenda réellement la technique du virage. Il comprit alors que l'on ne tourne pas uniquement en appuyant sur les freins et en bougeant le guidon.

Les stratégies pour tourner comme un pro

La règle d'or est d'anticiper le virage. Évaluez votre vitesse au plus juste pour tourner prudemment. L'idéal est d'avoir réussi à maintenir une certaine vitesse en sortie de virage. Votre jugement dépend de votre expérience, de vos qualités de descendeur et de l'état de la route. Si vous pensez qu'il est préférable de freiner, faites-le avant d'aborder le virage.

Dans le virage

Votre pédale intérieure doit être en haut pour ne pas frotter par terre et provoquer une chute. Vous aurez également une meilleure stabilité sur votre vélo avec votre pédale extérieure placée au plus bas.

Vous n'êtes pas constamment obligé d'adopter une telle position. Vous pouvez parfois pédaler pendant que vous tournez. Si vous vous rendez compte que vous avez mal apprécié le virage, appuyez simultanément sur les deux freins, avant et arrière.

Si vous abordez un virage un peu trop vite, il est parfois préférable de ne pas freiner du tout. Dans ce cas précis, restez bien droit et exercez une pression afin que les pneus collent bien à la route. Lance a utilisé cette technique lors des Championnats du monde d'Oslo en 1993.

La sortie de virage

Remettez-vous droit et pédalez pour reprendre de la vitesse. Certains cyclistes utilisent une technique communément appelée Extérieur/Intérieur/Extérieur. Avant d'aborder le virage, assurez-vous qu'il n'y a pas de voiture derrière vous et déportez-vous légèrement vers le milieu de la route. Prenez le virage à l'intérieur puis laissez-vous déporter vers l'extérieur et reprenez votre position sur le côté de la route. Cette

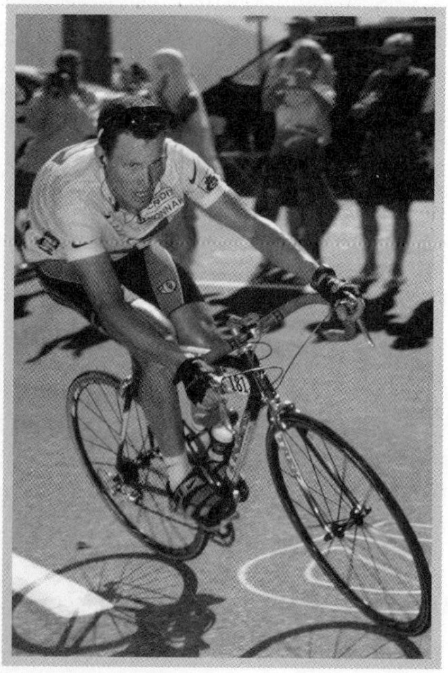

Lance effectue un virage, les genoux à l'intérieur et proches du tube central.

Faites comme LANCE

Un cycliste se doit de connaître tous les dangers qu'il est susceptible d'affronter. Le plus fréquent, surtout lorsqu'on tourne, est une surface mouillée ou instable (graviers, sable...).

Voici quelques conseils :

- Évitez de tourner au centre de la route, surtout pendant ou après une averse. La pluie a tendance à s'y accumuler.
- Évitez également le marquage au sol ou toute surface métallique, souvent très glissante par temps humide.
- Freinez en avance sur une portion assez sèche de la route.
- Abaissez votre centre de gravité en plaçant vos mains en bas du guidon. Pliez vos coudes, abaissez votre dos afin qu'il soit parallèle au sol et asseyez-vous en fond de selle pour exercer une pression sur votre roue arrière.
- Tournez plus lentement que d'habitude, cela réduit votre balance vers l'intérieur et vous permet d'avoir une plus grande surface de pneu sur la route.

Enfin, n'oubliez pas que ce n'est pas parce qu'il n'a pas plu que la route n'est pas glissante. Je peux vous assurer par expérience que la rosée ou l'huile des voitures rendent également la route glissante, même par temps chaud.

technique exige beaucoup de prudence et d'attention à la circulation routière. Si vous empruntez une route très fréquentée, réduisez votre vitesse pour éviter d'être trop déporté en fin de virage.

Aborder un virage à pleine vitesse

Les coureurs professionnels préfèrent pencher leur vélo plutôt que de se pencher eux-mêmes. Vous pouvez ainsi tourner plus rapidement. Pensez à garder le haut du corps perpendiculaire au sol. Votre coude extérieur doit être plié alors que votre coude intérieur doit rester bien droit. Votre pied extérieur doit être en bas du pédalier pendant que vous pliez votre genou intérieur et que votre pied intérieur est en haut du coup de pédale. Vous devez remonter votre vélo dès la sortie de virage pour maintenir votre vitesse.

La position du corps

Le placement du corps est très important pour aborder un virage.

La tête

Gardez votre tête perpendiculaire à la route. Vous devez regarder la route bien devant vous car on a souvent tendance à aller là où on regarde.

Le torse

Baissez votre torse en pliant les coudes et en vous asseyant à l'arrière de votre selle. Votre dos doit être parallèle au tube central.

Les mains

Placez vos mains en bas du guidon pour un contrôle maximal et afin d'avoir un centre de gravité plus bas. Si vous êtes confiant, vous pouvez également placer vos mains sur le cintre. Mais peu importe l'option choisie, positionnez vos mains bien avant d'aborder le virage. Ne vous agrippez pas au guidon mais tenez-le fermement pour le guider pendant la courbe.

Les bras

Pliez vos coudes pour être plus aérodynamique et donc maintenir plus de vitesse pendant votre virage. Vous aurez également un centre de gravité plus bas.

Les pieds

Appuyez bien sur les pédales. Votre pied extérieur supporte votre poids lorsque vous prenez un virage serré.

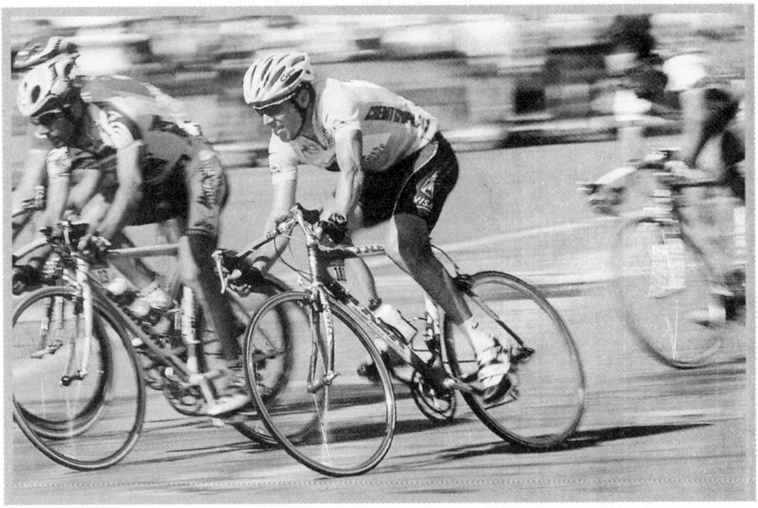

Lance Armstrong à pleine vitesse durant la dernière étape du Tour 1999.

Les genoux

C'est au contact de son ancien coéquipier Sean Yates, un coureur anglais, ancien rival de Chris Carmichael dans les années 80, que Lance a appris à presser son genou intérieur sur le tube. Pour évoquer les qualités de descendeur de Sean Yates, un coureur pourtant de grande taille, Chris se remémore souvent une étape du Paris-Nice dans laquelle il avait été lâché par cet athlète au grand gabarit. Lance s'est inspiré de cette technique.

En pressant votre genou intérieur sur le tube, vous maintenez une pression sur la pédale extérieure tout au long du virage. Votre vélo est également plus stable.

Placez vos hanches légèrement sur l'extérieur de votre selle pour donner plus de poids sur votre jambe extérieure. Placez vos mains en bas du guidon, pliez les coudes et abaissez votre dos.

Une autre technique consiste à sortir le genou intérieur, comme les coureurs motocyclistes. De l'avis de Chris Carmichael et Lance Armstrong, cette technique, encore très populaire, vous rend cependant plus instable.

20

Les ascensions

Lors de la première étape alpestre du Tour 1999, trois coureurs en quête de gloire espéraient décrocher Lance Armstrong dès les premiers lacets : l'Italien Ivan Gotti, récent vainqueur du Tour d'Italie, l'Espagnol Fernando Escartin, excellent grimpeur, et le Suisse Alex Zülle, à qui l'on prédisait le maillot jaune qu'Armstrong avait sur les épaules. Ces coureurs, tous trois concurrents directs du Texan, avaient envisagé ce scénario au cours de cette 9e étape.

La réalité fut pourtant différente. Lance Armstrong resta calé dans leurs roues au cours de chacune des ascensions au programme. Puis, à 5 kilomètres de l'arrivée, il accéléra progressivement pour se détacher inexorablement de ses trois rivaux et remporter cette étape avec 31 secondes d'avance sur Alex Zülle.

Ce jour-là, les caméras de télévisions avaient surpris l'étonnement qui s'était lu sur leurs visages lors du démarrage d'Armstrong. C'était la première fois que l'Américain avait été capable d'imposer son rythme aux purs grimpeurs. Rarement considéré comme un spécialiste de la montagne, il avait dominé l'étape en se concentrant sur trois points précis :

- L'augmentation de sa capacité aérobie.
- L'augmentation de son rapport force-poids, autrement dit la puissance.
- La mise au point d'une technique spécifique.

LA CAPACITÉ AÉROBIE

En théorie, un coureur cycliste en aérobie peut parcourir plusieurs kilomètres à un rythme soutenu sans s'arrêter, à condition qu'il s'alimente et se désaltère correctement. Une fois en aérobie, les muscles absorbent tout l'oxygène nécessaire et le corps dispose donc de tout l'acide lactique produit par les muscles qui se contractent.

Si vous dépassez votre seuil aérobie, autrement dit votre niveau d'acide lactique, vos muscles se durcissent, faute d'oxygénation suffisante (état anaérobie), et accumulent l'acide lactique. À ce stade, vous éprouvez de vives douleurs musculaires, vous êtes plus susceptible d'avoir des points de côté et vous êtes rapidement essoufflé. Votre seuil lactique détermine votre niveau de performance en endurance car l'acide lactique empêche vos muscles de se contracter naturellement. Afin d'augmenter votre seuil lactique, chose nécessaire pour affronter les cols, suivez à la lettre les conseils de Chris Carmichael.

Séries de montées

L'objectif : Augmenter votre seuil lactique dans les montées.

Le lieu : Une route à pente constante.

L'exercice : Pensez à rouler, sans discontinuité, sur la durée de votre séance. Vous devez rouler entre 78 et 83 % de votre fréquence cardiaque maximale. La cadence de pédalage doit être d'environ 70 à 85 tours par minute. Attention, la régularité de votre fréquence

Faites comme LANCE

Tous les cols ne sont pas identiques. Je le sais mieux que quiconque. Que ce soient les collines près d'Austin, au Texas, ou les ascensions dantesques des Alpes et des Pyrénées que l'on emprunte lors du Tour de France, j'en connais un bon rayon sur les efforts nécessaires pour vaincre de tels sommets.

Les côtes pour sprinters

C'est le terme que j'emploie pour les montées courtes et vicieuses qui ne demandent pas plus d'une minute d'effort. Quand j'arrive à leur pied, je me mets généralement en danseuse et j'essaie de les passer tout en puissance. S'il s'agit d'une succession de petites côtes, je préfère en revanche rester assis sur la selle.

Je m'entraîne spécifiquement pour franchir ce type de bosses. Je fais une séance sur une côte qui exige un effort d'une trentaine de secondes, en étant sur un développement le plus élevé possible, mais qui reste confortable. On appelle souvent cela le développement optimal. Je répète l'exercice trois fois.

Pour la première ascension, grimpez la bosse avec votre développement dit optimal.

Ensuite, vous devez essayer un développement plus dur, qui vous mette en difficulté.

Enfin, pour la troisième, prenez un développement encore plus élevé, qui ne doit cependant pas vous empêcher de monter la côte.

Chaque série est suivie de 5 à 10 minutes de récupération en roulant sur une route relativement plane avec un développement plus souple.

Je m'impose généralement 5 à 6 séries de cet exercice.

Cette séance est intense. Assurez-vous de vous être bien échauffé, au moins pendant 20 à 30 minutes à un rythme modéré.

Les cols roulants

Ce sont les bosses qui n'excèdent pas trois kilomètres. Je reste habituellement sur le petit plateau et je tourne les jambes à une cadence assez rapide en restant assis durant la majorité de l'ascension.

La haute montagne

Là aussi, le petit plateau et les gros pignons sont à l'ordre du jour. Je fais attention à mon rythme afin de ne pas me retrouver en anaérobie. Je me mets de temps en temps en danseuse pour ne pas toujours solliciter les mêmes muscles. Mais je ne le fais que très rarement pour ne pas gaspiller d'énergie.

cardiaque prévaut sur la cadence de pédalage. L'exercice peut varier de 5 à 15 minutes. La récupération entre les séries ne doit pas excéder 5 à 10 minutes.

Descriptif de l'exercice :

- Durée totale : 75 minutes à 65-70 % de la fréquence cardiaque maximale.
- Faites deux séries de 12 minutes à 78-83 % de votre fréquence maximale.
- Récupérez 10 minutes entre les deux.

LA PUISSANCE

Quand, en 1990, Lance a arrêté le triathlon pour se consacrer au vélo sur route, il possédait déjà une forte capacité aérobie. Pourtant, il s'est vite aperçu que ce n'était pas suffisant pour franchir les cols avec les meilleurs. Au printemps 1991, Chris l'intégra dans l'équipe nationale pour disputer la Settimana Bergamesca, une épreuve par étapes de dix jours, qui se court comme son nom l'indique dans la région de Bergame, dans le Nord de l'Italie. Cette course avait attiré quelques-uns des meilleurs coureurs amateurs et professionnels. Le parcours proposait des ascensions dans

Le conseil de L'ENTRAÎNEUR

Si vous n'êtes pas à l'aise dans les cols, ne vous pointez pas en tête de peloton avant l'ascension car vous risquez de vous faire lâcher par les meilleurs grimpeurs. Durant l'ascension, pensez à garder votre rythme et ne faites pas attention à ceux qui vont inévitablement vous dépasser. Vous allez certes perdre quelques places, mais vous allez surtout avoir plus de chances de finir avec le gros du peloton en haut du col, ce qui vous évitera de vous dépenser dans la descente pour le réintégrer.

les Dolomites, mais aucun col digne du Tour de France.

Lance était en grande forme à cette époque. Il suivit les meilleurs durant les premiers jours et prit même la tête du classement général. Revêtir le maillot de leader, jaune et orange, fut pour lui un moment important. Mais la tunique ne lui fut d'aucun secours dans les cols, ni même ses muscles massifs développés par la pratique du triathlon.

Lance ne pouvait pas suivre les meilleurs dans les longues ascensions. La plupart des purs grimpeurs ont de petits os. Ils sont fluets, si maigres que l'on distingue parfois leurs côtes sous leur torse affûté. Ils font souvent moins de 65 kilos, soit près de 13 kilos de moins que Lance à l'époque. Pourtant, il était parvenu à limiter la casse et avait même réussi à défendre son maillot de leader. Lance s'était imposé mais avait compris qu'il lui faudrait absolument progresser en montagne pour pouvoir un jour s'imposer dans un grand tour.

Chris modifia donc son entraînement en conséquence afin que Lance puisse perdre ses kilos superflus et augmenter son rapport poids-puissance. Et pour peaufiner la préparation, ils analysèrent également de manière précise la puissance générée en watts à chaque coup de pédale.

Ils calculèrent ainsi la puissance totale produite lors d'une séance de 30 minutes. En divisant ce total par le poids de Lance, ils déterminèrent sa puissance par kilogramme en course, ou à un niveau seuil pour les contre-la-montre. Ils disposaient désormais de données suffisamment précises pour établir un programme.

Lance a perdu du poids lors de son traitement contre le cancer. Il est passé de 78 à 71 kilos. Après avoir repris l'entraînement, il a retrouvé son niveau de puissance et sa capacité aérobie sans reprendre les kilos perdus. Il a donc réintégré le peloton en étant plus léger qu'auparavant. Il va de soi que son rapport poids-puissance était donc bien meilleur.

Deux exercices spécifiques lui ont permis de progresser.

Sprints en côte

L'objectif: Augmenter votre puissance pour les accélérations en montée.

Où : Une route plate précédant une montée.

L'exercice : Roulez à un rythme modéré de 23 à 30 km/h, selon votre niveau, en utilisant un développement souple. Au pied de la bosse, mettez-vous en danseuse et pédalez aussi fort que possible.

Vous allez avoir plus de difficulté au fur et à mesure de l'ascension. Mais vous devez rester en danseuse pendant toute la durée de votre sprint. Vous allez particulièrement solliciter vos reins, vos lombaires, vos fessiers et vos triceps. Maintenez votre allure pendant 8 à 12 secondes.

La récupération – environ 10 à 20 minutes – est ensuite très importante pour permettre à vos muscles de se réoxygéner.

Descriptif de l'exercice :

- Durée totale : 45 minutes à 65-70 % de la fréquence cardiaque maximale.
- Trois séries de sprints de 8 à 12 secondes chacun.
- Longue récupération entre les séries (10 à 20 minutes).

Accélérations en montée

L'objectif: Gagner en puissance et en rythme au seuil lactique.

Où : Une longue montée peu pentue ou sur un home-trainer avec la roue avant élevée.

Le conseil de L'ENTRAÎNEUR

Si vous vous entraînez en salle, vous pouvez élever la roue avant en plaçant un dictionnaire ou un annuaire afin de simuler une position de montée. Vous solliciterez ainsi vos fessiers, vos lombaires et vos triceps.

L'exercice : Commencez l'ascension lentement. Puis, environ 500 mètres avant le sommet, accélérez progressivement. Faites en sorte d'être à votre maximum pendant les derniers mètres de l'ascension puis finissez en danseuse en sprintant.

Descriptif de l'exercice :

- Durée totale : 120 minutes à 65-70 % de la fréquence cardiaque maximale.
- Deux séries.
- Longue récupération entre les séries.

LA TECHNIQUE DES GRIMPEURS

Au début de l'année 1999, Lance n'avait rien à envier à ses adversaires. Il avait une forte capacité aérobie et bénéficiait d'un rapport poids-puissance susceptible de rendre jaloux quelques-uns des meilleurs coureurs. Cependant, pour pouvoir devenir un véritable grimpeur, il lui fallait modifier sa technique.

Avant le Tour 1999, Lance était un adepte de la danseuse. Il utilisait son poids pour pousser sur les pédales et balancer son vélo. Il n'était pas rare par exemple de le voir deux à trois fois debout sur les pédales dans une ascension de quelques centaines de mètres.

Les coureurs se mettent généralement en danseuse pour passer une portion plus pentue, réintégrer un groupe ou pour ne pas toujours solliciter les mêmes muscles.

Cette technique est cependant beaucoup plus exigeante physiquement. Elle demande plus d'énergie. Lance ne pouvait pas se permettre de n'utiliser que cette seule technique dans une course aussi longue et difficile que le Tour de France. Lance n'avait pas d'autre choix que de faire évoluer sa technique. Et c'est donc ce qu'il fit : en choisissant de plus petits développements, il tournait plus les jambes et de fait restait sur la selle plus longtemps.

Il se testa ensuite lors de deux stages d'une semaine, dans les Alpes et les Pyrénées, en vue du Tour 1999, tout cela sous l'œil attentif de son directeur sportif, Johan Bruyneel, lui-même ancien vainqueur d'étape du Tour de France. Lance et ses coéquipiers portaient des oreillettes pour communiquer avec Bruyneel, qui supervisait leur entraînement depuis la voiture suiveuse. Et chaque fois que Lance avait le malheur de se lever de la selle, il était rappelé à l'ordre. « Que fais-tu ? » lui criait Bruyneel dans l'oreillette. Lance se remettait alors sur la selle et mettait un pignon plus gros. En l'espace de deux semaines d'entraînement soutenu, Lance avait compris l'intérêt de ce nouveau style. Mais c'est aussi en faisant attention à d'autres détails qu'il s'est affirmé en tant que grimpeur.

La respiration

La majorité des coureurs respirent par petits à-coups dès que l'effort est plus soutenu. Lance préfère expirer simultanément par le nez et la bouche pour exploiter toute sa capacité pulmonaire. Il lui est ensuite plus facile d'inspirer profondément. En s'astreignant à cette respiration, il arrive à abaisser légèrement son rythme cardiaque tout en gardant la même vitesse.

La position sur la selle

Aujourd'hui, Lance reste assis sur la selle pendant la majorité des ascensions et il est capital qu'il soit

Le conseil de L'ENTRAÎNEUR

Lorsque vous approchez du sommet d'un col, descendez un pignon pour prendre un peu de vitesse avant d'aborder la descente.

confortablement positionné. Il pose ses mains à plat sur le guidon près de la potence et s'efforce de relâcher le haut du corps. Vous pouvez aussi positionner parfois vos mains en haut des cocottes pour ouvrir votre torse et respirer plus facilement. Cette position permet également d'utiliser au mieux vos muscles dorsaux, vos fessiers, vos cuisses ainsi que vos triceps.

Montez en puissance

Lorsque vous vous mettez en danseuse, utilisez le poids de votre corps pour pédaler. Ne balancez pas

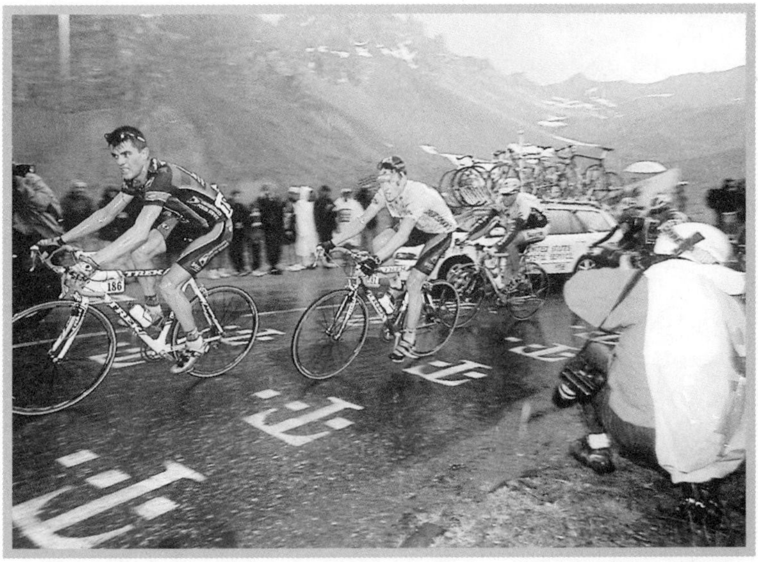

Lance Armstrong en pleine ascension durant la 9e étape du Tour 1999. Pour une meilleure dépense d'énergie, il reste assis pendant la majorité des montées.

trop votre vélo car cela augmente la pression sur les pneus et vous perdez en stabilité. Vous pouvez aussi changer de pignon pour éviter de tourner les jambes trop rapidement.

La récompense

Lorsqu'il possédait une résidence secondaire à Nice, Lance aimait se tester sur le Col de Madrone, une ascension longue de 12 kilomètres, avec quelques passages à 12 %, située dans l'arrière-pays niçois.

À l'époque, le coureur suisse Tony Rominger, possédait le record de la montée. Avant de prendre sa retraite, il avait avalé ce col en 31' 30". Le record personnel de Lance était de 33' 47", et datait de septembre 1998, deux semaines avant de terminer au pied du podium des Championnats du monde sur route organisés à Valkenburg aux Pays-Bas.

En avril 1999, Lance s'était attaqué une nouvelle fois au Col de Madrone et avait arrêté le chronomètre à 32'30". Une semaine après, il s'était classé deuxième de l'Amstel Gold Race. Enfin, cinq jours avant le départ du Tour 1999, Lance décida de se tester une dernière fois. Ce fut à cette occasion qu'il améliora le record de Rominger, franchissant le sommet en 30'47".

Encore admiratif, Chris lui expliqua que s'il conservait ce niveau dans les cols du Tour, ils ne seraient pas nombreux à pouvoir prendre sa roue.

Pour la plupart des spectateurs et des observateurs, sa victoire dans la 9e étape de ce Tour 1999 fut une surprise. Tout le monde avait été étonné de voir Armstrong assis sur la selle dans l'ascension et capable de maintenir une cadence élevée.

Ce qu'ils ignoraient, c'est que le travail de longue haleine venait enfin de payer.

21

La descente

Lance est devenu un descendeur de classe mondiale bien avant sa victoire dans le Tour de France 1999. Son premier fait d'armes en la matière remonte au printemps 1991, sur la Settimana Bergamasca, une course de 10 jours dans le Nord de l'Italie. À l'époque, il faisait partie de l'équipe nationale américaine aux cotés de coureurs tels que Bobby Julich. Il ne restait plus que deux jours de course et Lance avait toujours sur les épaules le maillot jaune et orange de leader. Ils venaient de franchir un col difficile des Dolomites alors que la neige tombait à gros flocons. Dans la descente, Lance dérapa sur la route mouillée et se retrouva par terre. Son dauphin au classement, un Italien, y vit une parfaite opportunité pour lui passer devant et se mit à faire la descente à bloc, alors qu'il ne restait plus qu'une vingtaine de kilomètres jusqu'à l'arrivée.

Perclus par les hématomes et les éraflures, Lance se remit en selle et s'engagea dans la bataille. Virages à la limite, fesses légèrement au-dessus de la selle pour maintenir une position droite par rapport à la route, vélo penché, pneus écrasés sur le revêtement, tout y passa. Il était à peine sorti d'un virage qu'il remettait son vélo droit. Plus il avait de vitesse en sortie de courbe et moins il avait besoin de relancer. Au bout du

Le conseil de L'ENTRAÎNEUR

C'est en général assez énervant de sentir son vélo vibrer lors d'une descente très rapide. Il y a plusieurs causes à cela : la fourche avant peut être mal alignée ou le cadre n'est pas parfaitement en ligne. On peut contrôler ce genre de vibrations en observant trois précautions. Premièrement, calez le tube du haut entre les deux genoux, ce qui donnera plus de stabilité au vélo. Deuxièmement, actionnez simultanément les deux freins pour réduire votre vitesse. Enfin, évitez les mouvements brusques qui ne feront qu'ajouter aux tremblements du cadre. Une fois rentré à la maison, allez faire examiner votre vélo par un spécialiste.

compte, il reprit son rival avant l'arrivée et conserva son maillot de leader.

Cet épisode épique des Dolomites est l'illustration parfaite de ce que sont les techniques de base de la descente. Voici quelques conseils pour greffer les techniques de Lance à celles que vous connaissez déjà.

ABORDER LA DESCENTE

Continuer à pédaler

Il est rare de voir des pros se mettre en roue libre dans les descentes. En fait, même lorsque ce n'est pas nécessaire, le fait de pédaler facilitera la circulation sanguine dans les jambes et vous aidera à éliminer l'acide lactique accumulé durant l'ascension. Enfin, vos muscles ne risquent pas de se refroidir.

Surveiller le vent

Parfois, dans une descente, vous êtes ralenti par un souffle de vent venant de la vallée. Dans ces cas-là, Lance en profite pour donner 6 ou 8 coups de pédale énergiques pour maintenir sa vitesse.

Intensifier l'effort

N'hésitez pas à tomber les vitesses afin de ne pas gâcher trop d'énergie en coups de pédale inutiles. Attention toutefois à ne pas emmener trop gros car vous risqueriez de le ressentir dans les jambes s'il y a des portions plates ou des petites remontées dans la descente. Sur les routes du Texas, les longues descentes comportent souvent ce type de petites remontées et Lance est toujours prêt à baisser où à monter les vitesses en fonction du relief.

Rester attentif

Les descentes se font à grande vitesse et cela veut dire que vous aurez moins de temps pour réagir en cas d'imprévu. Soyez toujours attentif aux véhicules qui pourraient surgir des routes secondaires (particulièrement dans les virages sans visibilité) mais aussi aux débris sur la route.

Choisir sa position

Les mains en bas du guidon pour un accès rapide au frein, le dos baissé vers le cadre et les fesses en arrière dépassant de la selle pour répartir le poids sur le vélo, voilà la position aérodynamique classique dans les descentes.

Cette position est bonne et vous permet de contrôler parfaitement votre machine, mais la plupart des coureurs n'ont pas besoin de garder une telle ligne aérodynamique. Il est bien plus confortable d'avoir les mains sur les cocottes de freins. Vous avez toujours un accès rapide aux freins et cette position permet d'offrir une plus grosse résistance à l'air qui réduit votre vitesse.

Gardez votre tête perpendiculaire à la route et regardez devant aussi loin que possible pour anticiper les

Faites comme LANCE

Pour une fois, ce serait plutôt « ne faites pas comme moi ». Voici par exemple deux choses que je fais en descente et que vous ne devez pas faire.

- Pour une meilleure pénétration dans l'air, lorsque je descends des cols à 100 km/h, je mets mes mains sur le haut du guidon, à côté de la potence. Non seulement, on perd en stabilité s'il y a une bosse sur la route, mais les mains sont trop éloignées des freins pour réagir avec efficacité en cas de danger.
- Mes camarades du peloton professionnel et moi-même restons collés les uns aux autres en descente. Pour des raisons de sécurité et pour avoir une plus grande marge de manœuvre, laissez une longueur de vélo devant vous par tranche de 8 km/h (exemple : à 48 km/h, laissez 6 longueurs de vélo).

moments où il faudra freiner. Pliez les coudes pour absorber les chocs.

Encaisser les chocs

Pour absorber les irrégularités du revêtement et permettre à vos jambes d'absorber les vibrations, gardez les avant-bras à l'horizontale et glissez vers l'avant de la selle. Ainsi, vous pourrez caler le tube du cadre entre vos genoux et stabiliser le vélo si vous roulez sur une ornière ou une aspérité de la route.

Freiner comme un pro

Si vous voulez perdre un peu de vitesse sans utiliser les freins, relevez votre torse pour qu'il offre plus de résistance au vent. Si vous devez freiner, actionnez délicatement les deux manettes de freins et votre vitesse se réduira. Les jours de grosse chaleur, vous courez le risque de surchauffer les patins de freins ou les jantes. C'est ce qui est arrivé à Chris Carmichael en 1986 sur le Tour d'Espagne. Dans la chaleur torride des Pyrénées, ses jantes étaient surchauffées à force de freiner dans des descentes à près de 100 km/h. Leur température était telle que la colle de ses pneus s'était mise à fondre. À la fin de l'étape, il examina ses roues et se rendit compte que les deux valves, qui étaient censées pointer droit vers le moyeu, s'étaient inclinées.

Freiner avant les virages

Commencez à freiner avant d'aborder un virage parce qu'un coup de frein redresse un vélo et le pousse à aller droit. Levez-vous légèrement de la selle et penchez le vélo en l'inclinant vers le bas. (Pour plus d'informations, référez-vous au chapitre 19 sur les virages, p. 237.)

Aborder les virages en descente nécessite une bonne lecture de la route. Dans toutes les descentes, à part celles entièrement rectilignes, il y a toujours une trajectoire qui vous fait prendre la tangente, donc le plus court chemin dans les virages. Cette technique n'est à utiliser que si vous êtes sûr qu'aucun véhicule ne viendra en face, en bout de virage. Et même si la tentation est grande de couper au milieu sur une petite

Le conseil de L'ENTRAÎNEUR

Ne vous penchez pas au-dessus de la roue avant car si vous percutez un trou ou autre chose : adieu... Au lieu de cela, reculez votre corps de sorte que vos fesses dépassent légèrement de la selle. En revanche, évitez la position fesses au-dessus de la roue arrière et ventre sur la selle, très prisée en VTT. Votre vélo sera instable et vous courrez le risque d'en perdre le contrôle.

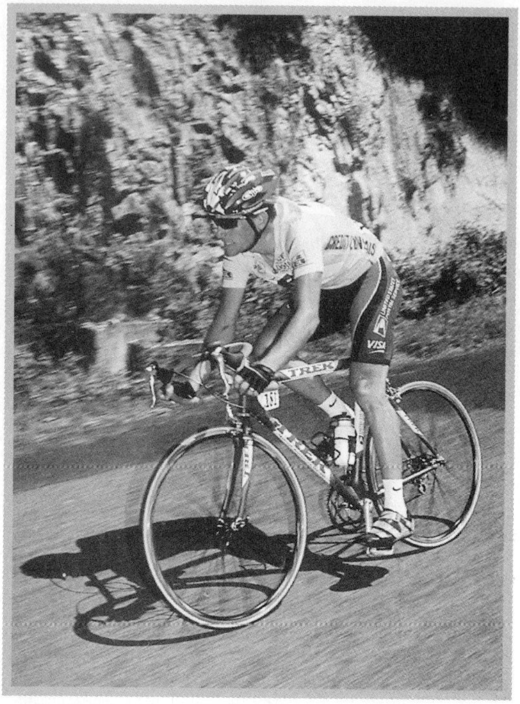

Lance est parfaitement positionné pour la descente, comme ici lors de la 13e étape du Tour 1999.

route de campagne isolée, vous ne devriez jamais mettre votre vie en jeu.

C'est au début des années 90, dans les Rocheuses, que Chris a appris à Lance à adopter cette trajectoire dans les descentes. L'élève se calait dans la roue du maître pour voir comment il abordait les virages, comment il changeait sa position sur la selle et comment il penchait son vélo. Ensuite, Lance passait devant et Chris lui criait ses instructions en lui indiquant à quel moment freiner, lâcher les poignées, et modifier sa position sur le vélo.

22

Le sprint

Lance a glané ses premières victoires grâce à ses qualités de sprinter. Alors qu'il n'était encore qu'un amateur, il se rendit en 1992 à Atlanta, avec le reste de l'équipe nationale, pour disputer le First Union Grand Prix. Cette course réunissait une centaine de coureurs, à la fois amateurs et professionnels, sur un parcours de 192 kilomètres.

Près de 100 000 spectateurs s'étaient massés le long des 16 kilomètres du circuit. Dès le départ, des audacieux se mirent à attaquer dans tous les sens. Après 90 kilomètres de course, Lance se retrouva dans une échappée d'une douzaine de coureurs, mais, même dans ce petit groupe, les attaques fusaient de toutes parts. Il devait sans cesse sprinter pour rester avec les hommes forts. Après une nouvelle série d'escarmouches, Lance s'était retrouvé seul en tête avec deux professionnels, 16 kilomètres restant à couvrir. À 5 kilomètres du but, l'un de ses compagnons d'échappée, Greg Oravetz, tenta de se faire la belle. Lance démarra à son tour et recolla à sa roue pour ce qui allait être un duel entre ces deux coureurs. Pour tous les experts présents sur le parcours, Lance faisait bien mieux que se débrouiller en suivant Oravetz, un coureur professionnel expérimenté avec quelques jolies victoires à son actif.

Après plus de 4 heures d'effort, sous le soleil cuisant de Géorgie, les deux hommes s'étaient retrouvés sur la fameuse Peachtree Street d'Atlanta, et on allait enfin savoir qui empocherait les 10 000 $ promis au vainqueur. Ovaretz était passé devant à la faveur d'une petite descente qui conduisait à la ligne d'arrivée. Il accéléra brusquement et maintint une vitesse élevée pour garder son adversaire derrière lui. Lance profita de l'aspiration jusqu'à 150 mètres de l'arrivée, puis il déboîta et se rabattit devant son rival. Surpris par cette manœuvre, ce dernier réagit trop tard et Lance franchit la ligne d'arrivée en vainqueur. Cette victoire fut importante pour lui, car elle prouvait qu'il pouvait sprinter à la fin d'une longue course.

Un nombre considérable de courses se jouent au sprint et Lance l'a compris très tôt dans sa carrière. C'est pourquoi il prenait toujours le soin d'inclure des séances de sprint à ses entraînements. Mais les sprints ne sont pas réservés uniquement aux professionnels. Le cyclotouriste devra sprinter pour passer un feu avant qu'il ne passe au rouge, fuir un chien agressif ou tout simplement recoller à un groupe. Savoir faire un sprint peut vous sauver la vie et ajouter une bonne dose de plaisir à votre pratique du vélo.

Les éléments du sprint

C'est en 1991 que Lance a commencé à travailler spécifiquement le sprint avec Chris. Il utilise encore à ce jour les techniques apprises à cette époque. Le sprint est la combinaison de quatre éléments :

1. L'explosivité, qui permet l'accélération rapide. Si vous manquez d'explosivité, vous serez condamné à voir les autres partir.

2. La vitesse de pointe finale, qui correspond à votre vitesse maximale en fin de sprint. Une vitesse de pointe finale élevée permet de garder vos rivaux derrière dans les derniers mètres d'une course. Elle n'est en aucun cas une garantie de victoire.
3. La cadence de pédalage, qui doit être élevée.
4. La vitesse supérieure, qui est la vitesse la plus élevée à laquelle vous puissiez rouler.

Aux États-Unis, les sprints à l'arrivée des courses nécessitent généralement moins de pointes de vitesse qu'en Europe et conviennent mieux aux coureurs explosifs. Au menu du cycliste américain, on retrouve principalement des critériums courus sur des circuits urbains de quelques kilomètres seulement. Sur ce type de course, les relances sont omniprésentes. À l'approche de l'arrivée, l'enchaînement des ralentissements et des relances a sérieusement entamé la pointe de vitesse des coureurs. C'est pourquoi, dans la plupart des cas, celui qui sort en tête du dernier virage remporte la course.

En Europe, les courses sont plus longues (entre 180 et 240 kilomètres), et les coureurs ont tendance à aller plus vite dans le final. En général, à moins de 50 kilomètres de l'arrivée, les équipes de sprinters prennent les choses en main et impriment un rythme au peloton censé décourager les tentatives d'échappée. Dans les deux derniers kilomètres, le peloton roule souvent à plus de 60 km/h alors que le sprint n'est pas encore lancé. Pour être compétitif, dans ce genre d'épreuve, il faut être capable de digérer les 6 heures d'effort et faire parler sa pointe de vitesse à la fin.

C'est en travaillant les quatre éléments précités que Lance a réussi à faire la transition entre les courses américaines et les épreuves européennes. Il le prouva lors de la 8e étape du Tour de France 1993, à Verdun, lorsqu'il attaqua dans les derniers kilomètres avec huit autres coureurs, parmi lesquels l'Irlandais Stephen Roche, ancien vainqueur du Tour, et le champion de France Ronan Pensec. Dans le final, Lance attaqua sur le côté droit de la route et créa un écart suffisant pour gagner sa première étape sur la Grande Boucle.

La mécanique de la vitesse

Les sprints ne durent jamais longtemps : environ 10 secondes ou 200 mètres. Les purs sprinters qui s'affrontent en duel sur piste parcourent la distance d'un kilomètre, mais ne sont en fait chronométrés que sur les derniers 200 mètres. Voici quelques conseils pour maximiser votre puissance au sprint.

Se préparer à démarrer

Choisissez un développement plus important que celui avec lequel vous êtes confortable et placez vos mains en bas du guidon.

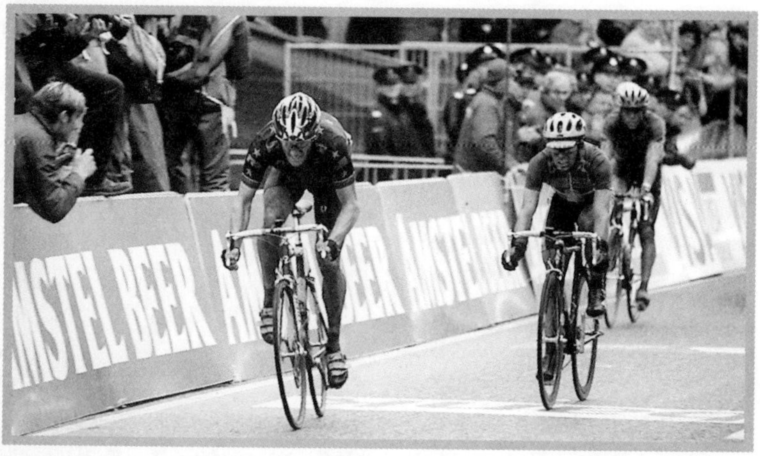

Lance vient de jaillir de sa selle et a donné le coup d'accélérateur nécessaire lors des Championnats du monde de 1998, aux Pays-Bas. On le voit ici dans la position classique du sprinter : en danseuse et les mains en bas du guidon.

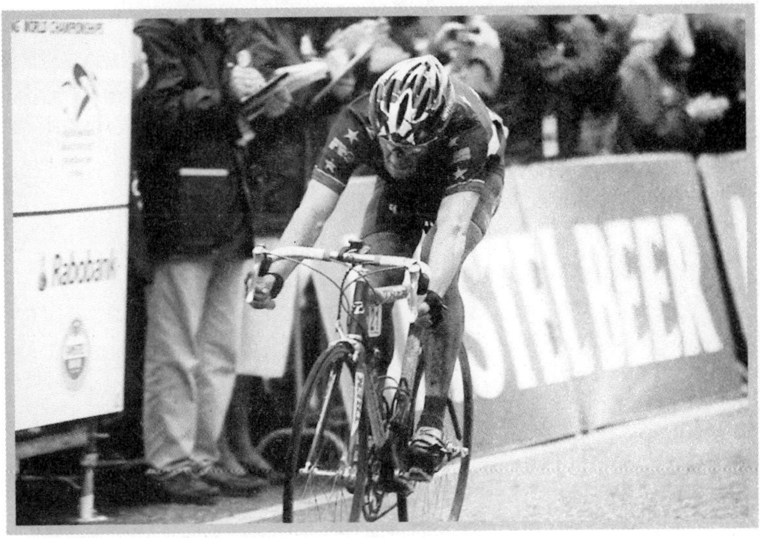

Lance jette son vélo sur la ligne d'arrivée pour gagner quelques centimètres lors des Championnats du monde 1998.

Jaillir

Démarrez votre sprint en vous levant de la selle au moment où la pédale est au plus haut. Le pied que vous choisirez n'a pas une grande importance bien que cela soit plus naturel de démarrer sur son pied fort.

Augmenter la résistance des pédales

Changez de développement dès que vous sentez une résistance de pédale minimale. Si vous devez modifier le braquet dans les cinq premières secondes, cela signifie que votre timing n'était pas le bon et que vous auriez dû démarrer votre sprint sur un plus gros développement. Le timing dépend de la physionomie du terrain et des conditions de vent. Si vous démarrez votre sprint dans une descente ou avec le vent dans le dos, vous n'aurez même pas à attendre 5 secondes pour passer sur un développement plus élevé. Entraînez-vous pour améliorer vos repères.

Tout donner

Tirer sur le guidon avec le bras qui se trouve du même côté de la jambe qui appuie sur la pédale afin de contrebalancer la force de la jambe qui s'exerce vers le bas. Gardez les deux bras relativement rigides pour garder au maximum le vélo dans l'axe.

Garder la position droite

Au début, mettez votre poids vers l'arrière afin que la roue arrière exerce le maximum de traction durant la phase de démarrage. Faites travailler vos épaules et vos hanches à l'unisson.

S'installer

Lorsque vous commencez à prendre de la vitesse, relaxez-vous. Vous devez alternativement presser et relâcher le guidon en synchronisation avec vos coups de pédale. Déplacez lentement le poids du corps au-dessus des pédales, en gardant le buste assez bas pour un meilleur aérodynamisme. Ne tendez pas entièrement les jambes en bas de chaque coup de pédale car vous devez conserver un mouvement puissant et fluide.

Regarder devant

Gardez la tête aussi basse que possible. Pensez toutefois à faire attention où vous allez, beaucoup de coureurs oublient de regarder autour d'eux.

S'asseoir

Lorsque vous avez atteint votre vitesse de pointe, remettez-vous sur la selle et tentez de garder une cadence de pédalage aussi rapide que possible.

Expirer

Les sprints durent rarement plus de 10 secondes, ce qui veut dire que la respiration n'est pas un problème crucial. Lance expire habituellement au début du sprint.

SÉANCES D'ENTRAÎNEMENT POUR LE SPRINT

Le sprint se travaille tout au long de l'année et il est donc conseillé d'alterner entre tous les exercices proposés pour améliorer vos points faibles et éviter de sombrer dans la routine. Une à deux séances de sprints par semaine sont largement suffisantes. Choisissez une portion de route plate avec peu de circulation et pas de croisements sur au moins 400 mètres pour pouvoir sprinter sans danger.

Les zones d'entraînement

Zone	% de votre fréquence cardiaque maximale	Description
1	60 à 65	Allure tranquille, récupération
2	65 à 70	Endurance
3	70 à 80	Capacité aérobie
4	80 à 85	Seuil lactique
5	86 et +	Capacité aérobie maximale et augmentation de la VO_2 max

Départ en force

L'objectif: Augmenter sa puissance musculaire pour le pédalage.

L'exercice: Pour commencer, roulez très lentement en emmenant un très gros développement, quasiment comme si vous étiez arrêté. Puis, jaillissez de la selle en poussant sur les pédales aussi fort que possible dans un effort maximum. Tirez sur le guidon et balancez le vélo en avant puis en arrière. C'est un exercice en anaérobie et votre rythme cardiaque n'aura pas le temps de répondre à l'effort. Faites cet exercice durant trois semaines et arrêtez pendant deux mois pour permettre à votre corps de s'adapter à cet effort violent.

Descriptif de l'exercice :

- Durée totale : 60 minutes en Zone 2.
- Faites 5 départs de 10 à 12 secondes chacun en plein effort.
- Récupérez 5 à 20 minutes entre chaque effort.

Le conseil de **L'ENTRAÎNEUR**

Le travail du sprint et le travail par intervalles n'ont rien à voir. Pour ce qui est du sprint, il est nécessaire de récupérer pleinement entre chaque effort (de 5 à 20 minutes selon votre niveau de forme). Ce n'est pas la même chose qu'une séance d'intervalles où les séries de sprints sont entrecoupées par de courtes périodes de récupération. L'entraînement au sprint doit vous permettre de développer la vitesse alors que les intervalles sont destinés à aider l'organisme à supporter les gros efforts physiques.

Cadence infernale

L'objectif : Améliorer votre position sur le vélo et votre coup de pédale à cadence très élevée.

L'exercice : Choisissez un tout petit développement. Augmentez lentement votre cadence de pédalage en commençant par 15 à 16 tours de pédales toutes les 10 secondes (soit 90 à 96 tpm). En restant sur la selle, pédalez plus vite sans vous déhancher. Assurez-vous de bien accompagner le coup de pédale de bas jusqu'en haut. En 2 minutes, votre cadence doit passer à 18 à 20 tours par tranches de 10 secondes (108 à 120 tpm). Vous devez la maintenir pendant la durée préconisée de l'exercice. Votre rythme cardiaque va grimper pendant cet exercice. Ce n'est cependant pas un bon indicateur de l'intensité de votre entraînement. Cet exercice doit être effectué avec le moins de coupures possible. C'est une séance que Lance effectue à l'intersaison lorsqu'il retravaille les fondamentaux du coup de pédale.

Descriptif de l'exercice :
- Durée totale : 45 minutes en Zone 2.
- Faites 15 minutes de Cadence infernale sur terrain plat au milieu de la séance.

Les intervalles

L'objectif : Augmenter son seuil lactique et améliorer sa capacité à répéter les sprints.

L'exercice : Choisissez un développement moyen avec une cadence de pédalage très élevée (+ de 110 tpm). La vitesse, la puissance et l'accélération sont les éléments clés de cet exercice, et non le rythme cardiaque.

Cet exercice va vous faire accumuler beaucoup d'acide lactique dans les cuisses et vous permettre d'habituer votre corps à l'éliminer plus rapidement. Si vous en éprouvez le besoin, vous pouvez passer sur un plus petit développement pour maintenir la cadence. Gardez toutefois la même intensité sur toute la durée de l'intervalle. C'est en maintenant une cadence élevée que vous habituez votre organisme aux efforts requis pour rouler très vite. Tourner tranquillement les jambes pour récupérer entre chaque intervalle.

Attention : ce type d'entraînement est particulièrement fatigant et doit inclure une bonne récupération. Réduisez votre durée totale d'entraînement lorsque vous intégrez des séances d'Intervalles dans votre programme.

Descriptif de l'exercice :
- Durée totale : 75 minutes en Zone 2.

- Faites 8 Intervalles de 40 secondes chacun en Zone 5.
- Après chaque, récupérez 45 secondes.

Sprints

L'objectif: Développer votre vitesse et votre accélération sur un vélo et améliorer l'efficacité de vos fibres musculaires courtes.

L'exercice : Les sprints doivent être accomplis à 100 % de vos possibilités. Rouler à allure modérée (entre 25 et 35 km/h). Mettez-vous en danseuse en accélérant continuellement et remettez-vous sur la selle en maintenant une forte cadence de pédalage (110 tpm). Restez fluide et souple (les épaules et le dos ne bougent pas) pour un sprint de 8 à 10 secondes. Donnez-vous 20 minutes pour récupérer entre chaque sprint. Faites entre 3 et 6 sprints. Ce sont vraiment les sprints de base et vous pouvez renouveler cet exercice tout au long de l'année pour pimenter vos séances.

Descriptif de l'exercice :

- Durée totale : 75 minutes en Zone 2.
- Faites 3 ou 4 sprints de 8 ou 10 secondes à fond.
- Récupérez pendant 5 à 20 minutes entre chaque sprint.

La vitesse de pointe

L'objectif: Augmenter votre vitesse de pointe.

L'exercice: Dans une légère descente, roulez très vite avec un gros développement en restant en deçà de votre vitesse de pointe (de 35 à 50 km/h en fonction de votre niveau). Levez-vous de la selle et accélérez. Lorsque vous atteignez votre vitesse de pointe, asseyez-vous et tâchez de conserver cette vitesse jusqu'à la fin de l'intervalle. Conservez la position adéquate et une cadence de pédalage élevée (+ de 110 tpm).

Chaque série dure entre 8 et 12 secondes, avec des vraies périodes de récupération pour régénérer les muscles et pour être sûr que l'exercice portera ses fruits. Le fait que cet exercice se fasse en légère pente et à bonne allure signifie que la puissance développée devra être importante pour pouvoir démarrer un sprint en roulant vite.

Descriptif de l'exercice :

- Durée totale : 75 minutes en Zone 2.
- Faites 5 séries de 8 à 12 secondes chacune, à fond.
- Récupérez pendant 5 à 20 minutes entre chaque.

Les sprints à grande vitesse

L'objectif : Augmenter votre vitesse de sprint en descente et développer les techniques pour maîtriser votre vélo à très grande vitesse.

L'exercice : Sur une petite descente longue de 50 à 150 mètres, calez-vous sur une vitesse entre 40 et 50 km/h, puis mettez-vous en danseuse et accélérez à fond jusqu'au bas de la pente. Changez de développement si nécessaire pour aller plus vite. Lorsque la route devient plate, remettez-vous sur la selle et continuez à tourner les jambes rapidement. Sprintez sur 250 ou 300 mètres en essayant de maintenir votre vitesse de pointe tout le temps.

Faites ce type de séance une à deux fois par semaine avec deux à quatre sprints par séance. Octroyez-vous 5 à 20 minutes de récupération entre chaque sprint.

Descriptif de l'exercice :

- Durée totale : 60 à 90 minutes.
- Faites de 2 à 4 sprints de 6 à 10 secondes chacun.
- Récupérez pendant 5 à 20 minutes entre chaque.

L'ASPECT TACTIQUE

L'aspect tactique en sprint est aussi important que la technique. Si vous démarrez trop tôt, le peloton vous dépassera avant l'arrivée. Au contraire, si vous vous lancez trop tard, vous ne pourrez jamais rattraper l'homme de tête.

Identifier le coureur le plus rapide

Il est important de savoir qui est le coureur le plus rapide au sein de votre groupe et de rester proche de lui sans faire trop d'efforts. Ce n'est pas le moment de gâcher de l'énergie car vous seriez à plat pour le sprint.

Étudier les conditions

Si le sprint est en montée ou s'il y a un vent de face, attendez plus longtemps avant de démarrer. À l'inverse, s'il est en descente ou avec vent de dos, lancez-vous plus tôt car le sprint durera moins longtemps.

En 1992, au First Union Grand Prix, le sprint final avait eu lieu dans une portion descendante. Lance était resté calé dans la roue arrière d'Ovaretz jusqu'aux 150 mètres avant de placer l'attaque décisive. À Verdun, durant le Tour 1993, le sprint était plat et Lance était en 6e position lorsqu'il s'est lancé à 100 mètres de la ligne d'arrivée.

Débarrassez-vous des autres coureurs

Lorsque vous démarrez en premier et que vous vous retrouvez en tête, vos adversaires vont se placer dans votre roue et profiter de l'aspiration. Gardez toujours un peu de réserve et, si l'un d'eux tente de vous dépasser, remettez une deuxième petite accélération. Si vous voulez empêcher qu'on prenne votre aspiration, slalomez un peu, ou alors piégez le coureur qui vous suit en le coinçant gentiment sur le côté de la route.

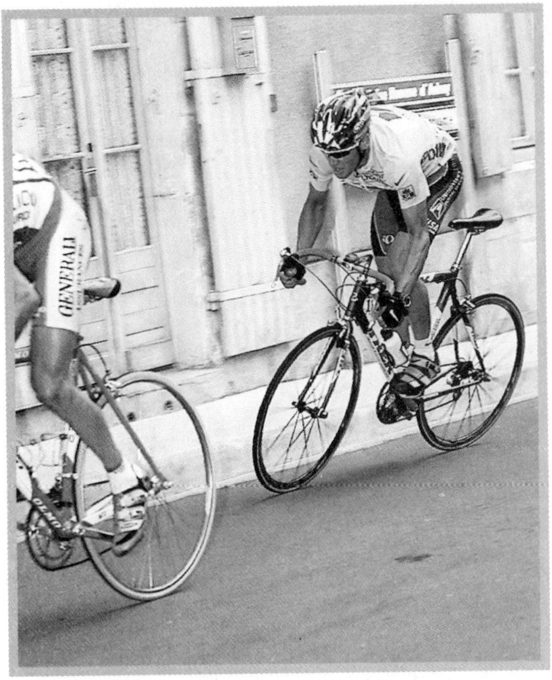

En danseuse, Lance sprinte en sortie de virage au cours de la 18e étape du Tour 1999.

Soyez un suiveur

Prendre l'aspiration du coureur de tête comporte de gros avantages. Non seulement vous fournissez moins d'efforts, mais vous pouvez également voir ses réactions beaucoup plus facilement qu'il peut voir les vôtres. Lorsque vous êtes prêt à démarrer, attendez que l'homme de tête jette un coup d'œil en arrière et partez du côté opposé. Ce petit temps de confusion devrait vous donner un avantage souvent suffisant pour vous imposer.

Mettez en pratique avec vos amis

Lorsqu'on s'entraîne seul, on se concentre sur la forme et la technique. Si vous sprintez avec un ou plusieurs autres coureurs, c'est là que vous allez pouvoir développer votre sens tactique.

23

Le contre-la-montre

Longtemps considéré comme le test de vérité, le contre-la-montre est l'épreuve cycliste par excellence. Elle permet d'évaluer la puissance et la résistance de chaque coureur. Un contre-la-montre demande de l'expérience et révèle l'intelligence de course de chacun. Si vous partez trop vite, vous risquez de le payer tôt ou tard. Une seule chose est sûre dans un contre-la-montre : vous devez finir complètement vidé. Si vous pouvez sprinter à la fin, c'est justement que vous ne vous êtes pas suffisamment battu contre le chronomètre.

Un contre-la-montre constitue un bonne introduction à la compétition pour un coureur qui désire se consacrer davantage au cyclisme. Il y a le stress d'une course sans les inconvénients liés à la compétition en peloton.

Lance a construit son succès dans le Tour 1999 essentiellement dans les contre-la-montre. Il a remporté les trois épreuves proposées lors de cette édition. Certains observateurs l'avaient alors comparé à Eddy Merckx, Bernard Hinault ou encore Miguel Indurain, tous quintuples vainqueurs du Tour. Alex Zülle, qui cette année-là a perdu plusieurs minutes en tombant dans le passage du Gois, a lui-même reconnu que la victoire finale de Lance était indiscutable, tant sa domination dans les contre-la-montre avait été impressionnante.

Là encore, les observateurs furent étonnés par sa cadence de pédalage, plus élevée que celle de ses adversaires. La règle veut qu'un cycliste emmène un gros développement dans ce genre d'épreuve. Lance n'est pas de cette école. Il préfère prendre un pignon un peu plus grand et tourner les jambes plus rapidement, obtenant une cadence supérieure d'environ 20 tours de pédale par minute (tpm) à celle de ses rivaux.

Quand Lance avait commencé sa préparation en vue du Tour, il était plus léger et par conséquent avait vite les jambes lourdes (accumulation d'acide lactique) dès qu'il utilisait un développement classique pour un contre-la-montre. C'est en accord avec Chris qu'il changea son fusil d'épaule. Ils firent abstraction de la règle classique qui veut qu'un coureur soit entre 75 et 85 tpm. Ils raccourcirent les manivelles (172,5 millimètres au lieu de 175) et Lance prit un développement plus court pour pouvoir pédaler à une cadence moyenne de 100 à 115 tpm, idéale pour sa morphologie.

Un tel style demande, en revanche, une capacité aérobie plus importante et il fallut donc adapter l'entraînement d'Armstrong en conséquence.

TOURNER LES JAMBES PLUS RAPIDEMENT

Il est préférable de vous entraîner au moins pendant un mois à une cadence élevée pour que votre organisme soit bien adapté à ce nouveau style. Vous serez à l'aise à une telle cadence dès que votre respiration sera plus régulière et que vos jambes ne seront pas trop lourdes trop rapidement. Voici quelques conseils pour pouvoir rouler à une cadence élevée.

Prenez les petits développements

Durant l'intersaison, vous pouvez rouler avec un petit développement pour vous entraîner à tourner les jambes. Évitez la tentation des petits pignons.

Gardez de l'influx

Pensez, la veille d'une course, à effectuer une courte sortie durant laquelle vous pouvez faire deux séries d'accélérations soutenues (entre 3 et 5 minutes). Cela va ouvrir vos poumons et évacuer tout l'acide lactique emmagasiné. Vous ne devez en aucun cas vous donner à 100 % au cours de cette séance.

Échauffez-vous correctement

Avez-vous remarqué que la première partie de votre contre-la-montre est souvent la plus difficile ? C'est simplement parce que vous accumulez de l'acide lactique. Pour éviter cela, vous devez vous échauffer pendant au moins 1 heure. Si vous en avez la possibilité, effectuez les 40 dernières minutes de votre échauffement sur un home-trainer pour pouvoir contrôler votre allure.

Commencez par votre jambe la plus faible

Ajustez votre jambe la moins puissante en position haute (10-11 heures) sur la pédale. Pourquoi ne pas commencer avec votre jambe la plus forte ? Simplement parce que vous aurez plus d'efficacité si votre second coup de pédale est plus puissant.

Regardez au loin devant vous

Il est primordial de regarder au loin devant vous pour trois raisons :

- Votre trajectoire sera plus directe.
- Vous aurez un meilleur équilibre sur votre vélo.
- Votre casque profilé pénètre mieux dans l'air lorsque votre tête est bien dans l'axe.

L'aérodynamisme prime

L'aérodynamisme prime dans cet exercice. Pensez donc à rester le plus bas possible sur votre vélo. Si vous devez vous étirer ou changer de position, mettez-vous en danseuse temporairement.

Restez serein et concentré

Pensez à rester bien aligné sur votre machine même si la fatigue vous gagne. Un simple déhanchement peut effectivement vous coûter une poignée de secondes. Vous devez également rester optimiste. Imaginez par exemple que vous être en train de disputer un championnat départemental et que chaque seconde compte.

7 SEMAINES POUR ROULER PLUS VITE EN CONTRE-LA-MONTRE

La distance moyenne d'un contre-la-montre est d'environ 40 kilomètres. Un bon coureur cycliste doit pouvoir parcourir cette distance en moins d'une heure. Pour arriver à un tel résultat, il est important de s'entraîner par paliers.

Semaine 1

Commencez par vous entraîner sur une distance de 5 kilomètres. Parcourez cette distance à la vitesse envisagée. Vous aurez ainsi une idée plus précise du rythme à soutenir pendant l'épreuve. Si vous vous entraînez 5 fois par semaine, faites une deuxième tentative après 10 minutes de récupération. Vous pouvez effectuer cette séance deux fois par semaine en l'espaçant de trois jours de récupération active (sorties à rythme lent). Si vous roulez entre 2 et 4 fois par semaine, prenez 20 minutes de récupération avant de faire votre deuxième série. Vous pouvez également programmer cette séance à deux reprises dans votre semaine.

Semaine 2

Effectuez la même séance (2 séries avec récupération, 2 fois par semaine) sur une distance de 7,5 kilomètres.

Semaine 3

Testez-vous sur 10 kilomètres. Vos deux séries vous permettent ainsi de couvrir 20 kilomètres, soit la moitié de votre contre-la-montre en compétition.

Semaine 4

Continuez de vous entraîner à la même vitesse et sur la même distance. Essayez cependant de réduire votre temps de récupération entre les deux séries, à 5 minutes au lieu de 10. Si vous roulez moins de 5 fois par semaine, votre temps de récupération doit être de 10 minutes au lieu de 20.

Semaine 5

Votre programme dépend de votre état de fatigue. Si vous vous sentez bien, vous pouvez vous tester sur 20 kilomètres, sans faire de pause, à votre rythme de course. Si, au contraire, vous ne vous sentez pas suffisamment prêt, répétez la semaine 4.

Semaine 6

Allongez la distance et roulez au rythme souhaité sur 25 kilomètres.

Semaine 7

C'est votre dernière semaine. Vous pouvez décélérer et faire des séances sur 7,5 kilomètres. Vous allez garder de l'influx et vous serez confiant pour le jour J.

Faites comme LANCE

Lorsque je m'entraîne en vue d'un contre-la-montre, j'inclus toujours quelques séances derrière une mobylette. On fixe une vitesse et je m'astreins à maintenir le rythme. J'effectue cette séance légèrement en dessous du seuil lactique, donc en aérobie. Mes muscles sont ainsi suffisamment alimentés en oxygène.

Si je fais cette séance sur un parcours vallonné, je passe en anaérobie car je souhaite constamment garder la même vitesse dans les côtes. Je récupère bien évidemment dans les descentes.

Même si je m'entraîne à un rythme plus soutenu, ces séances sont tout aussi bénéfiques. Ce type d'entraînement n'est cependant pas donné à tout le monde. Il faut avoir l'habitude de prendre l'aspiration et faire confiance à la personne qui conduit la mobylette. J'effectue plutôt ce genre de séances sur des routes peu fréquentées, sans trop d'intersections.

L'ÉQUIPEMENT SPÉCIFIQUE

Les progrès en aérodynamisme ont eu une influence déterminante sur le contre-la-montre. Aujourd'hui, un coureur mieux équipé que son adversaire a réellement plus de chances de remporter l'épreuve.

Au niveau professionnel, toutes les équipes ont accès aux mêmes technologies. En revanche, à un niveau inférieur, un cycliste au porte-monnaie bien rempli peut avoir l'avantage du matériel.

Les roues

Steve Hed, l'un des premiers sponsors de Lance quand celui-ci pratiquait le triathlon, est un pionnier dans le design de roues aérodynamiques... Steve Hed a dessiné ses premières roues dans son garage, à White Bear Lake, une ville du Minnesota. C'est là-bas qu'il a posé les fondations de son entreprise.

« L'atmosphère ralentit les coureurs, explique-t-il. À 30 km/h, sur une portion plate, vous utilisez ainsi

80 % de votre énergie à lutter contre les effets de l'air. » Steve Hed a donc dessiné une roue avec une jante de 65 millimètres, beaucoup plus large que celle, de 20 à 25, utilisée pour les courses en ligne.

L'explication est simple. « Quand la jante est plus large, elle est également plus solide et donc n'a pas besoin d'autant de rayons. Cela diminue donc la résistance au vent et rend les roues plus légères. Il existe aussi des rayons profilés, modelés comme des ailes d'avion. » Steve Hed a également fabriqué des roues lenticulaires avec des jantes de 65. « Les roues lenticulaires ont cependant un inconvénient majeur, avoue-t-il. Elles sont beaucoup plus lourdes que des roues profilées. Elles peuvent peser jusqu'à 100 grammes de plus. Ce type de roues n'est pas recommandé si le parcours est venté. » Lance est particulièrement à l'aise lorsqu'il utilise une roue lenticulaire en fibre de carbone à l'arrière et une roue profilée à 12 bâtons devant.

Le casque

Le casque profilé de Lance a été conçu spécialement pour les contre-la-montre du Tour de France et des autres courses européennes. Tom Larter a dessiné ce casque avec John Cobb, gérant d'un magasin de vélos en Louisiane, et qui accessoirement conseille Lance sur son aérodynamisme. « Ce modèle en forme de larme n'est pourtant pas commercialisé aux États-Unis, explique Tom Larter. Le matériau utilisé, un plastique très fin, n'est pas supposé absorber l'impact en cas de chute. Ce casque est uniquement fait pour réduire la résistance au vent. Or, les coureurs aux États-Unis doivent porter des casques conformes aux normes de sécurité. Ils trouveront sûrement plusieurs modèles à la fois aérodynamiques et renforcés mais pas ce casque-là. »

Vous pouvez également augmenter votre pénétration dans l'air en plaçant un protège-pluie en Lycra sur

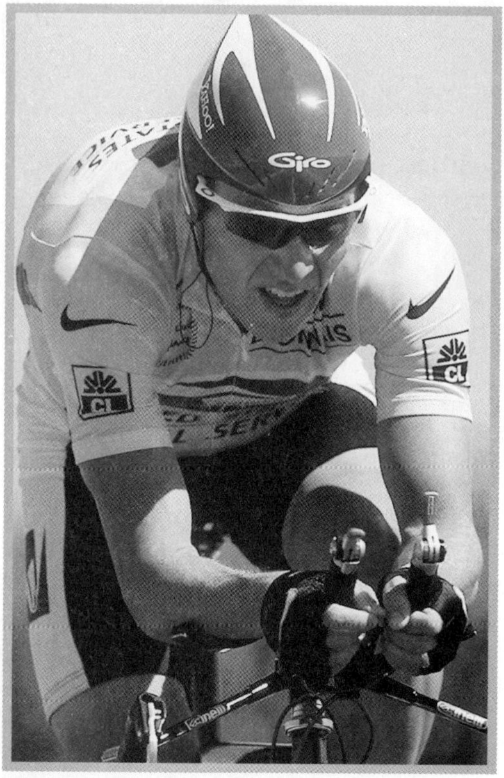

Lance porte son casque profilé pour une meilleure pénétration dans l'air. Il utilise aussi un guidon de triathlète pour pouvoir garder une position aérodynamique tout en changeant les vitesses.

votre casque. Vous risquez d'avoir plus chaud mais cela vous permettra peut-être de gagner quelques secondes à l'arrivée.

Le guidon

Les guidons de triathlète sont désormais très répandus dans le milieu cycliste professionnel. Ils représentent la grande trouvaille de ces dernières années en matière aérodynamique. En effet, ils permettent de rester bien en avant sur sa machine tout en gardant les mains jointes dans une position similaire à celle du skieur alpin en recherche de vitesse. John Cobb fut le premier à affirmer que le guidon de triathlète est la priorité absolue pour un coureur qui désire améliorer son coefficient de pénétration dans l'air. « Un cycliste qui roule les mains posées sur les cocottes produit environ 3,6 kilos de résistance, précise-t-il. Il n'en produit plus que 2,7 s'il utilise un guidon de triathlète. » Il faut avouer toutefois que la manipulation du vélo est plus délicate lorsqu'on a les mains placées en haut du guidon. C'est une des raisons pour lesquelles ce guidon est interdit dans les courses en ligne et n'est utilisé que dans les contre-la-montre. Quand un coureur se sert d'un tel guidon, il doit constamment avoir les avant-bras légèrement surélevés. « Si tel n'est pas le cas, mieux vaut reprendre une position classique. »

Au cours des années 90, Lance a beaucoup travaillé sa position en soufflerie à l'université du Texas. En accord avec John Cobb, il a ensuite choisi le guidon qu'il utiliserait pendant la saison 1999.

Son guidon est constitué de deux barres placées en avant du cintre. Elles facilitent la pénétration dans l'air. Le cintre se compose ensuite de deux segments, de la même largeur qu'un cintre classique. Lance peut ainsi plus facilement manipuler son vélo dans les virages et changer de position pour se relancer en montée. « Cette partie centrale est elliptique et non pas arrondie comme sur un guidon classique, précise John Cobb. Cette forme permet ainsi de gagner quelques grammes de pression. »

D'après des tests effectués en 1998, Lance produisait une résistance de 2,6 kilos. D'autre part, sur la distance de 55 kilomètres, typique d'un contre-la-montre du Tour, sa puissance totale avoisinait 410 watts. « Nous avons testé beaucoup de paramètres pour améliorer ces chiffres, avoue John Cobb. À cause de sa fracture vertébrale, il est obligé d'arrondir le dos. Nous avons dû compenser ce manque d'aérodynamisme par un meilleur équipement. » John Cobb a donc demandé à Lance d'être plus haut sur sa machine et d'ouvrir davantage les coudes et les épaules afin de faciliter la respiration. La conséquence fut immédiate : 2,5 kilos et 450 watts. « Lance venait en quelque sorte de changer de voiture, sourit John Cobb. Il ne roulait plus avec son break familial mais plutôt avec une Mustang. » Au début de l'année 1999, Lance Armstrong avait même réussi à abaisser sa résistance à 2,3 kilos. « Il avait maintenant une Corvette », explique John Cobb. Lance Armstrong et John Cobb ne s'arrêtèrent pas en si bon chemin. Au contraire, ils continuèrent de travailler sur la position et l'aérodynamisme. À tel point qu'à l'orée de la saison 2000, le coefficient de Lance n'était plus que de 2,2 kilos. « Il a encore passé la vitesse supérieure. Il a plus de puissance, plus de confiance. Il est au volant d'une Ferrari. »

Les coureurs professionnels essaient constamment de réduire leur résistance au vent, à commencer par Lance. « J'ai du mal à croire qu'un cycliste ait pu passer plus de temps que lui à travailler son aérodynamisme », confie Steve Hed.

Le vélo

Un vélo de contre-la-montre permet à un coureur d'être le plus aérodynamique possible, et c'est pratiquement la seule utilité d'une telle machine, tant elle est spécifique. Lance effectue entre 37 500 et 45 000 kilomètres par an, dont seulement 3 000 sur un vélo de contre-la-montre.

Il est donc préférable d'équiper votre vélo classique d'un guidon de triathlète pour vos courses départementales plutôt que d'investir dans un tel engin. Ou alors, achetez un vélo de contre-la-montre d'occasion.

Entraînez-vous plusieurs fois sur votre vélo pour bien appréhender la position spécifique au contre-la-montre (bras avancés, mains jointes, coudes élevés). Mais rappelez-vous ce qui a été souligné au chapitre 5, votre confort passe avant tout, même l'aérodynamisme.

Table des illustrations

*Cet ouvrage a été composé
par Atlant'Communication
aux Sables d'Olonne (Vendée)*

*Impression réalisée
sur les presses de l'imprimerie
France-Quercy à Cahors (Lot)*

*en avril 2003
pour le compte des Éditions de l'Archipel
département éditorial
de la S.A.R.L. Écriture-Communication*

Imprimé en France
N° d'édition : 570 – N° d'impression : 30522/
Dépôt légal : mai 2003